复旦卓越·医学职业教育教材

YIXUE
ZHIYE JIAOYU
JIAOCAI

新编病理学实验教程

名誉主编　沈小平
主　　编　张惠铭　陈光忠　李艾鹏

复旦大学出版社
www.fudanpress.com.cn

内容提要

《新编病理学实验教程》是一本具有创新意识的基础教材，非常切合学生学好病理学实验课的需求。它对每项内容都有明确的目标和要求，以及相关理论复习和实验，实验中以彩色图文并茂的形式予以论述，并对每个实验提出问题，且附上课堂作业练习页，课文中每个实验后均有病例讨论和总体小结。该书的最大优势是：理论联系实际，既不受教学设施、教具、师资水平等条件限制，又达到了很好的教学和参考的目的。

序 言

　　这也许是一种缘分，认识本书作者张惠铭博士已有30多年了。20世纪70年代我们先后毕业于长春白求恩医科大学医疗系，毕业留校任教后又分别考取了本校研究生，他攻读病理学硕士，我攻读内科学硕士。我毕业分回上海市第六人民医院工作后，又赴美国俄亥俄州立大学医学院深造和工作，一晃15年。张惠铭后来获得日本北里大学国际交流奖学金，赴日攻读病理学博士，毕业回国后历任白求恩医科大学病理教研室讲师、副教授和北京中日友好医院病理科副主任、副教授，并受聘担任《诊断病理学杂志》编委。记得他当年主持的病理学研究课题《小鼠脑膜白血病模型建立和发病机制研究》，在国内重要期刊上一连发表4篇论文。特别是他的博士论文选题《中丝蛋白与肺癌细胞分化》，该研究成果在日本连续发表论文4篇。他的奋斗精神和学术追求，可见一斑。

　　1995年，张惠铭博士又应邀赴我所在的美国俄亥俄州立大学医学中心麻醉系做访问学者，主修"胃肠神经细胞腺苷受体研究"，后转任病理系免疫病理研究室做研究员，从事肿瘤免疫以及前列腺癌、乳腺癌细胞的癌基因和抑癌基因的调控研究等。2006年他又随导师转至密歇根大学外科病理系任资深研究员。在美国期间，他多次参加国际学术会议，发表相关论文27篇，并被吸收成为美国进步科学学会会员（AAAS）。自2001年起经我介绍加入美国国际儿童癌症治疗（中国）联合委员会后，义务担任中国事务顾问，同我一起为促进中美医学交流、提高中国儿童癌症患者治愈率而四处奔波，做了许多有益的事情。

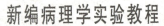
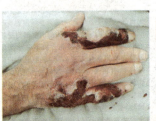
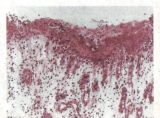
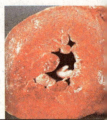

　　2003年我从美国来到筹建中的上海思博职业技术学院创办民办高校首家护理学院后，一直同张惠铭博士保持着密切联系。在主持学院工作几年中我深深感到，国内适合医疗卫生护理类高职教育的应用型较强的教材并不多见。我衷心希望他能离开美国到上海与我共同战斗，尤其是帮我主持学院的基础医学教研工作，编写适用于医疗卫生护理类高职高专学生学习的病理学教材。在我的一再促动下，2007年初张惠铭博士毅然放弃在美国密歇根大学医学院的研究工作，应邀来上海担任我们卫生技术与护理学院副院长，开始了新的探索之旅。不到两年时间，他在教学过程中初步摸索出病理学实验课的教学改革方法，并参考阅读了大量的国内外有关专业期刊书籍，与同事一起编写了这本《新编病理学实验教程》。我认为，本教材不仅适用于当前国内医疗卫生护理类高职高专学生，同时对医学院校本科学生的病理学实验课教学亦有一定的参考和实用价值。我希望此书能起到抛砖引玉的作用，期待着国内的同行们能编写出更多更实用的优秀教材。

上海思博职业技术学院卫生技术与护理学院
美国国际儿童癌症治疗（中国）联合委员会

沈小平

2009年1月于上海

前　言

病理学（pathology）是一门研究疾病发生、发展规律的科学，其中病理解剖学侧重于研究患病机体的器官、组织和细胞的形态改变。因此，以观察损伤组织和器官的肉眼及显微镜下的病理变化为目的的实验课是非常重要和必不可少的。

目前全国医疗卫生护理类高职高专的病理学教学设施、教具和师资水平不尽相同，而且随着我国医院尸检病例的显著下降，已无法满足制作大批量的教学大体标本和显微镜切片的需要。在当前条件下如何编写一本切合学生学好病理学的实验课需求的教材，切实提高教学效果，已经不可避免地摆在我们的面前。可喜的是随着多媒体教学方式的突飞猛进，图文并茂的教学课件制作正在逐渐解决这一方面的问题，而信息时代的飞速发展，更为我们提供了获得最新资讯的可能。

鉴此，我们决定调整和改革传统的病理学实验课教学方式，并编写了这本《新编病理学实验教程》。该教程参考任玉波、茅幼霞主编的《病理学》教材，以此作为理论课模本，全面设计了病理大体标本图片、图片说明及问答板块，组织病理图片、图片说明及问答板块，课堂绘图作业板块，课堂病例讨论板块和课堂小结板块等一整套教学模式来完成实验课。这样，可以使同学们一书在手，课前、课上、课后都能尽观图文并茂的彩色病理学大体标本和病理组织学图片，理论联系实际。这样既不受教学设施、教具、师资水平等条件限制，又达到了很好的教学目的。本教材适用于医疗卫生护理类高职高专学生，对医学院校本科学生的病理学实验课教学亦有参考和使用价值。

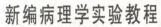
新编病理学实验教程
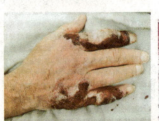
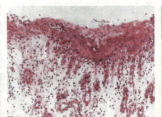
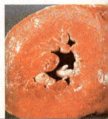

  本教材在编写的过程中，参考了国内外一些病理学著作，包括本人的博士学位指导教师之一——日本北里大学医学部西山保一教授编写的《大体病理学》图谱，日本名古屋大学教授饭岛宗一主编的《组织病理图谱》，任玉波、茅幼霞主编的《病理学》(第二版)，李玉林主编的《病理学》(第七版)，崔秀娟等主编的《病理解剖学彩色图谱》，陈奕权主编的《组织学与胚胎学彩色图谱》，安徽医科大学病理学课件，河南漯河高等医学专科学校病理学课件，中南大学病理学课件，病理学园地网站www.binglixue.com等。承蒙上海思博职业技术学院卫生技术与护理学院院长、美籍华裔医学专家沈小平教授担任名誉主编，叶萌副院长对本书的编撰给予热情指导和帮助，以及参与编写的陈光忠教授和李艾鹏老师的辛勤努力，谨此一并致谢！由于本人长期在日本和美国的医学院校病理系工作，应邀回国从事病理学教学和教材编写尚不足两年，难免时间仓促，挂一漏万，敬请同仁不吝赐教。

主编 张惠铭
2009 年 1 月于上海

目录

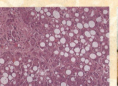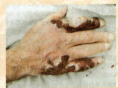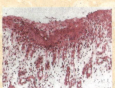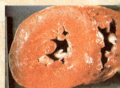

序言	1
前言	1
实验一　细胞和组织的损伤与修复	1
实验二　局部血液循环障碍	25
实验三　炎症	38
实验四　肿瘤	54
实验五　心血管系统疾病	72
实验六　呼吸系统疾病	98

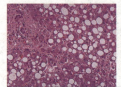 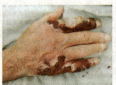 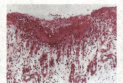 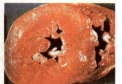

实验七	消化系统疾病	120
实验八	泌尿系统疾病	140
实验九	生殖系统和乳腺疾病	155
实验十	传染病	164
主要参考文献		179

实 验 一
细胞和组织的损伤与修复

实 习 目 标

1. 观察理解病理大体标本 心脏萎缩、脑萎缩、肾压迫性萎缩、子宫生理性萎缩、左心室向心性肥大、子宫肥大、肾梗死、足干性坏疽、小肠湿性坏疽、肺门淋巴结结核干酪性坏死等。
2. 观察理解病理组织图片 心肌萎缩、肝细胞萎缩、心肌肥大、肝细胞水样变性、肝细胞脂肪变性、脑软化、肝脓肿、脾小动脉内膜玻璃样变、肾梗死灶、肝脓肿、肉芽组织等。
3. 课堂绘图作业 心肌萎缩、肝细胞脂肪变性、脾小动脉内膜玻璃样变、肝细胞内玻璃样变、肉芽组织。
4. 课堂病例讨论 坏疽及相关知识链接。
5. 课堂小结。

相关理论复习及实验

◆ 名词解释

1. **萎缩**（atrophy） 发育正常的细胞、组织或器官的体积缩小，称为萎缩。组织或器官的萎缩可由于实质细胞体积变小或数目减少。

2. **肥大（hypertrophy）** 细胞组织或器官体积增大称肥大。肥大的组织或器官的功能相应增强，具有代偿意义。

3. **增生（hyperplasia）** 组织、器官的实质细胞数量增多称为增生。

4. **化生（metaplasia）** 一种分化成熟的细胞转化为另一种分化成熟细胞的过程称为化生。化生的过程：化生只能在同源细胞之间进行转化，而不能转化为性质不同的细胞，例如上皮细胞不能转化为结缔组织细胞或相反。

5. **变性（degeneration）** 由于代谢障碍所致细胞或细胞间质内出现异常物质或原有物质聚居过多称变性。变性的细胞仍然活着但功能降低，变性原因去除，可以恢复正常。如果细胞代谢障碍物加重可发展为坏死。

6. **细胞水肿（cellular swelling）** 是指水、钠在细胞内积聚过多而使细胞肿胀或称水变性（hydropic degeneration）。

7. **玻璃样变性** 又称透明变性（hyaline degeneration），泛指细胞内、结缔组织间质和血管壁出现均质、红染、无结构的半透明毛玻璃样物质，称为玻璃样变。

8. **坏死（necrosis）** 活体内局部组织、细胞的死亡称为坏死。在多数情况下，坏死是由组织、细胞的变性逐渐发展而来的，即渐进性坏死。坏死组织、细胞代谢停止，功能丧失，出现一系列特征性的形态学改变。

9. **凝固性坏死（coagulative necrosis）** 由于动脉血液供应断绝所引起的坏死称为凝固性坏死，又称缺血性坏死。坏死机制是：组织、细胞坏死后，由于失水变干、蛋白质凝固而变成比较坚实的凝固体。多见于脾、肾、心等。

10. **液化性坏死（liquefaction necrosis）** 坏死组织被酶解而变成液态，称液化性坏死。液化性坏死主要发生在含可凝固的蛋白质少和脂质多（如脑）或产生蛋白酶多（如胰腺）的组织。化脓菌感染时，形成的脓汁也属于液化性坏死。

11. **坏疽（gangrene）** 肢体或与外界相通的内脏的大块组织坏死后，发生了不同程度的腐败菌感染，使坏死组织呈现黑色、污绿色等形态改变。

12. **溃疡** 坏死灶如位于皮肤或黏膜，则坏死组织脱落后形成溃疡。

13. **空洞** 肾、肺等内脏器官坏死组织液化后可经相应管道（输尿管、气管）排出，留下的空腔称为空洞。

14. **机化（organization）** 坏死组织如不能完全溶解吸收或分离排出，则由周围组织新生毛细血管和纤维母细胞等组成肉芽组织，长入和取代坏死组织。这种由新生肉芽组织取代坏死组织或其他异物和血栓的过程称为机化。

15. **肉芽组织（granulation tissue）** 肉芽组织由新生的毛细血管和成纤维细胞构成的幼稚结缔组织，伴有多少不等炎细胞浸润。肉眼观察呈颗粒状、鲜红色、湿润、柔嫩，似新鲜肉芽，故名肉芽组织。

16. **再生（regeneration）** 细胞、组织损伤后，由其周围存活的细胞分裂增生，以完成修复的过程称为再生。

17. **一期愈合（healing by first intention）** 主要见于组织缺损小、无感染、创缘整齐、裂隙很小、可严密缝合的（如无菌手术）创口。这种伤口只有少量的凝血，炎症反应轻，故在1周内可拆线，只形成少量瘢痕，不影响其功能。

18. 二期愈合（healing by second intention） 见于缺损较大、创缘不齐、裂隙较大的伤口，或伴发感染等，无法整齐对合。与一期愈合伤口相比有以下几个特点：① 坏死组织多，伴发感染，只有等感染被控制，坏死组织被清除后才开始再生修复；② 伤口过大，需再生多量肉芽组织才能填平创口；③ 愈合所需时间长、瘢痕大，常影响组织器官外形和功能。

一、萎缩

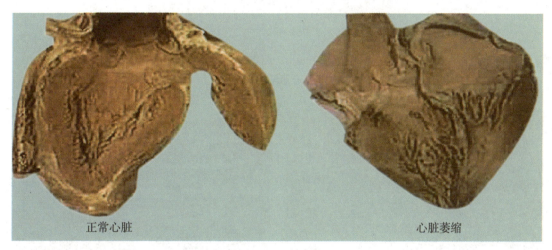

图 1-1　心脏萎缩

图 1-1 中肉眼观察萎缩的心脏体积缩小、重量减轻、心尖变锐，颜色变暗褐色。

问题：

1. 什么叫萎缩？

答：发育正常的细胞、组织或器官的体积缩小，称为萎缩（atrophy）。组织或器官的萎缩可由于实质细胞体积变小或数目减少。

2. 萎缩的原因分类有哪些？

（1）生理性萎缩是指人的生长和衰老过程自然发生的现象，如青春期后的胸腺萎缩，妇女绝经后卵巢、子宫、乳腺的萎缩，老年人全身器官不同程度的萎缩等。

（2）病理性萎缩

　　营养不良性萎缩：分为全身性和局部性。

　　废用性萎缩：长期工作负荷减少。

去神经性萎缩：下运动神经元或轴突破坏。
压迫性萎缩：组织、器官长期受压。
内分泌性萎缩：内分泌功能紊乱。

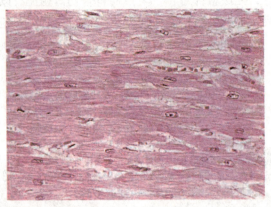

正常心肌纤维（A）

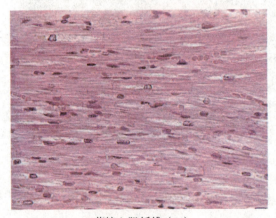

萎缩心肌纤维（B）

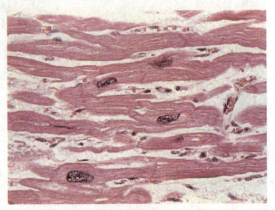

肥大心肌纤维（C）

图 1-2　心肌萎缩

图 1-2 中（A）图为正常的心肌纤维纵切面，心肌纤维和细胞核大小适中；（B）图为萎缩的心肌纵切面，可见心肌纤维变细、密集、核变小，多见于老年性或长期营养不良性心脏萎缩；（C）图是肥大的心肌纤维纵切面，可见心肌纤维粗大，细胞核亦增大、深染，多见于高血压病人的心脏。

问 题：

萎缩的细胞功能如何？

答：萎缩的细胞蛋白质减少，细胞器退化，整个萎缩器官功能降低，去除病因后，轻度萎缩的组织可以恢复，但持续萎缩可导致细胞最终死亡。

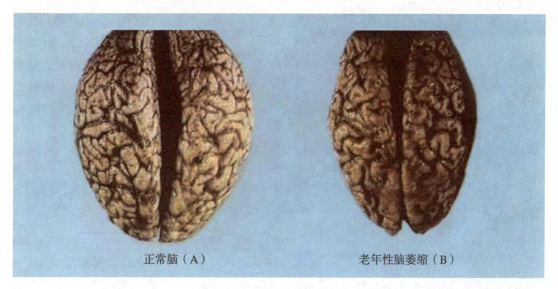

正常脑（A） 　　　　　老年性脑萎缩（B）

图 1-3　脑萎缩

萎缩的大脑体积缩小，重量减轻，颜色变暗，脑回变窄，脑沟变深。老年性脑萎缩可以是生理性的，也可以是病理性的。图 1-3（A）为正常的大脑，图 1-3（B）为老年性脑萎缩。

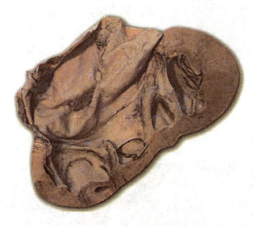

图 1-4　肾压迫性萎缩

图 1-4 上部为切开的扩张的肾盂及肾盏，由于肾盂、肾盏长期积水而压迫肾脏组织，使之萎缩变薄。

问题：

肾皮质压迫萎缩的原因是什么？

答：最常见的原因是泌尿系统结石、多囊肾、肿瘤。

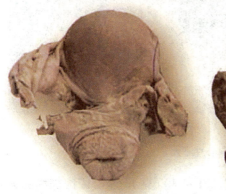

正常子宫（A）　　子宫萎缩（B）

图 1-5　子宫萎缩

图 1-5（B）为老年性子宫萎缩，较正常子宫显著缩小。老年性子宫萎缩属生理性萎缩。

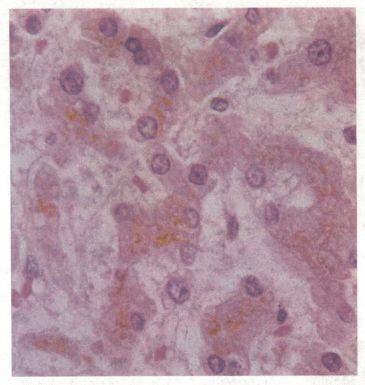

由于肝细胞萎缩（图1-6），肝细胞索变细、肝窦变宽。肝细胞胞质内有大量脂褐素（lipofuscin），脂褐素沉积是萎缩细胞的特征性改变。

图1-6 肝细胞萎缩

问题：

什么是脂褐素？

答：脂褐素是细胞内未被彻底消化的富含磷脂的细胞器残体。主要是因为细胞功能降低引起的结果。

二、肥大

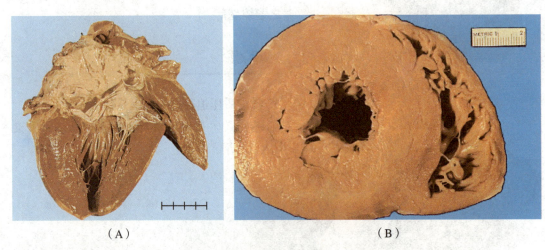

（A）　　　　　　（B）

图1-7 原发性高血压左心室向心性肥大

图1-7（A）见心脏体积增大，重560克（正常250～300克），左心腔肉柱和乳头肌增粗，心壁增厚（达2.5厘米）。图1-7（B）为左心室向心性肥大横切面，见左心室壁显著增厚，而心腔无扩张。

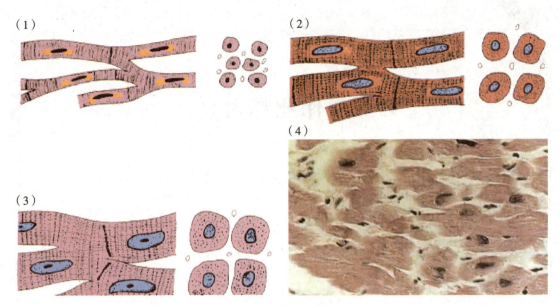

图 1-8　心肌大小变化模式图
（1）萎缩心肌（胞质内橙色物为脂褐素）；（2）正常心肌；
（3）肥大心肌；（4）为肥大心肌的组织学图片

问题：

1. 肥大的概念是什么？

答：细胞组织或器官体积增大称肥大（hypertrophy）。肥大的组织或器官的功能相应增强，具有代偿意义。

2. 肥大的细胞内有何变化？

答：肥大的细胞内DNA含量和细胞器数量增多，结构蛋白合成活跃，功能增强。

3. 什么是内分泌性肥大？妊娠期子宫肥大的机制是什么？

答：是由于内分泌激素作用于效应器而引起器官肥大称为内分泌性肥大。妊娠期孕激素及受体激发子宫平滑肌蛋白合成增加而致子宫平滑肌肥大、子宫肥大。

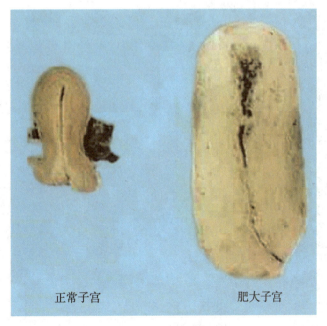

图 1-9　妊娠期肥大子宫

图1-9中妊娠期子宫肥大是由于内分泌激素作用所致，即属于内分泌性肥大。

课堂作业练习页

姓名：_____ 班级：_____ 学号：_____

课堂绘图作业： 心肌大小变化模式图↓

三、化生

图 1-10 中，胃黏膜上皮细胞内出现了类似小肠上皮的杯状细胞，故称肠上皮化生。

问题：

1. 化生的概念是什么？

答：一种分化成熟的细胞转化为另一种分化成熟的细胞的过程称为化生（metaplasia）。

2. 长期的萎缩性胃炎伴有肠上皮化生可发生哪些后果？

答：萎缩性胃炎伴有肠上皮化生是一种癌前病变，有可能发生癌变。

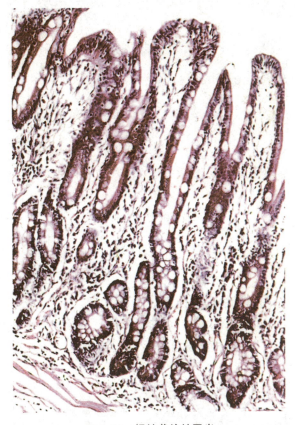

图 1-10　慢性萎缩性胃炎

四、变性

图 1-11 示肝浊肿。肝脏体积增大，被膜紧张，切面隆起，边缘外翻，颜色暗淡，失去光泽，似水煮过，故称混浊肿胀，简称浊肿。

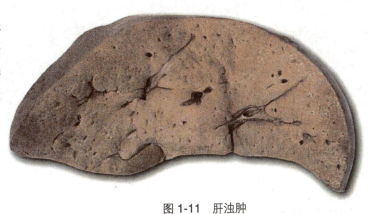

图 1-11　肝浊肿

问题：

肝浊肿发生的原因是什么？

答：是由于肝细胞发生了水肿。

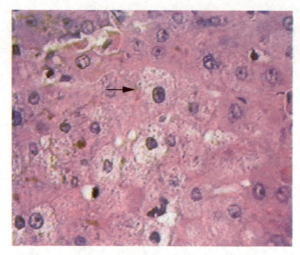

图 1-12 肝细胞水肿（箭头）

图 1-12 可见细胞体积增大，胞质内出现大量细小红染的颗粒（颗粒变性 granular degeneration）；胞质也可变得较为透明、疏松淡染，从而使整个细胞膨大如气球，故有气球样变之称。

问 题：

变性的概念是什么？

答：由于代谢障碍所致细胞或细胞间质内出现异常物质或原有正常物质积聚过多称变性（degeneration）。变性的细胞仍然活着但功能降低。变性原因去除，可以恢复正常。

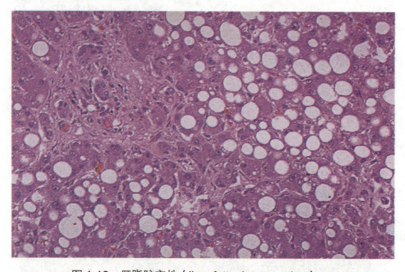

图 1-13 肝脂肪变性（liver fatty degeneration）

图 1-13 镜下见肝细胞内的脂肪堆积，将肝细胞核挤到周边，最后脂肪融合为一个空泡，状似脂肪细胞。

问 题：

肝脂肪变性的主要发生机制有哪些？

答：①进入肝脏的脂肪酸过多；②脂肪酸氧化障碍；③脂蛋白合成障碍。

课堂作业练习页

姓名：_____ 班级：_____ 学号：_____

课堂绘图作业：脂肪变性↓

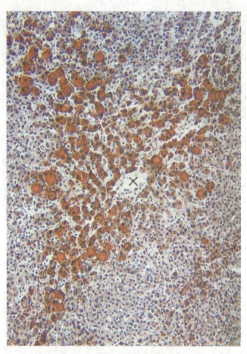

图1-14 中 × 处是肝小叶中央静脉。中央静脉周围大量肝细胞脂肪变性,变性肝细胞中的脂肪被苏丹Ⅲ染料染成红色。

图 1-14　肝脂肪变性苏丹Ⅲ染色

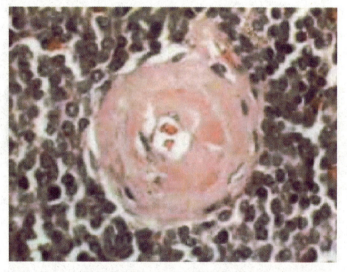

脾中央动脉玻璃样变常见于高血压病时的肾、脑、脾及视网膜的细动脉。图1-15中可见脾中央动脉内膜增厚,内膜下有均匀粉染、无结构的半透明毛玻璃样物质。

图 1-15　脾中央动脉玻璃样变（hyaline degeneration）

问题：

血管壁玻璃样变的原因是什么?

答：主要是由于细动脉内膜通透性增高、血浆蛋白渗入内膜,在内皮细胞下凝固成无结构的均匀红染物质,使细动脉的管壁增厚、变硬,管腔变窄,甚至闭塞。

课堂作业练习页

姓名：_____　　班级：_____　　学号：_____

课堂绘图作业： 脾中央动脉玻璃样变↓

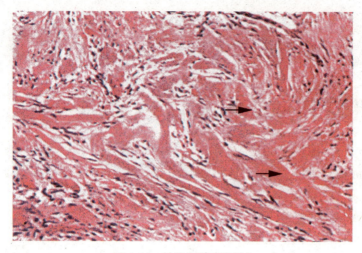

结缔组织玻璃样变是胶原纤维老化的表现。见于纤维结缔组织的生理性和病理性增生。图1-16镜下见：纤维细胞明显变少，胶原纤维增粗并互相融合成梁状、带状或片状的半透明均匀物质。

图1-16 结缔组织玻璃样变

问题：

1. 什么是结缔组织的生理性增生？

答：主要指手掌或脚掌因长期劳动、磨擦而形成的老茧。

2. 什么是病理性结缔组织玻璃样变？

答：常见于组织损伤后而形成的瘢痕，如皮肤烧伤后的瘢痕、肾小球缺血纤维化、血栓或坏死组织机化等。

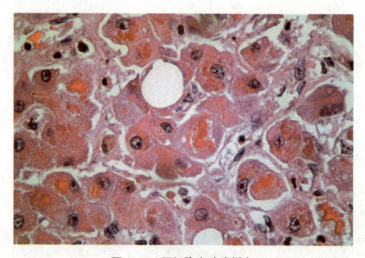

图1-17 肝细胞内玻璃样变

肝细胞内玻璃样变常见于酒精中毒。肝细胞核周胞质内可见粉染物质，称为酒精小体（mallory body）。酒精小体形成的机制是：酒精在肝细胞内蓄积，导致肝细胞胞质内的前角蛋白变性而形成。

课堂作业练习页

姓名：_____ 班级：_____ 学号：_____

课堂绘图作业：肝细胞内酒精小体（mallory body）↓

五、坏死

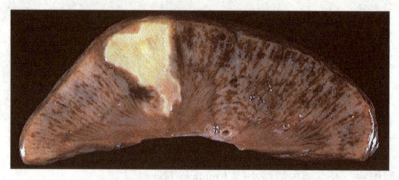

图 1-18　肾凝固性坏死（coagulative necrosis）

图 1-18 肉眼观：坏死组织呈黄白色，干燥，质地较硬，坏死组织周围形成一暗红色条带（充血出血带），与健康组织分界。

问 题：

1. 什么是坏死？

答：活体内局部组织、细胞的死亡称为坏死（necrosis），坏死是不可逆性改变。

2. 凝固性坏死的原因是什么？

答：最常见的是实质器官因动脉血液供应断绝而引发的梗死，均属于凝固性坏死。

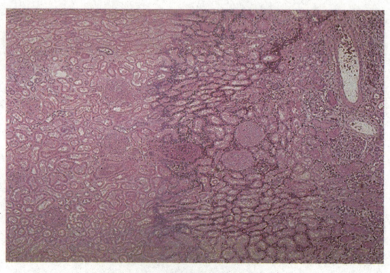

图 1-19　肾凝固性坏死

图 1-19 左侧可见坏死组织的细胞微细结构消失，但组织的轮廓依然存在。中间为充血出血带，出血带内有炎症反应。右侧是正常肾组织，可见肾小球。

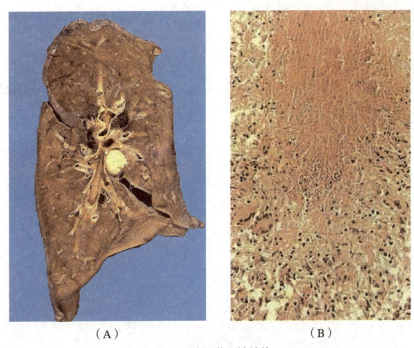

（A） （B）

图 1-20 肺门淋巴结结核

图 1-20（A）肉眼观：坏死组织微黄色，质松软细腻，状如干酪，故称干酪性坏死。干酪性坏死（caseous necrosis）是凝固性坏死的特殊类型，主要见于结核杆菌引起的坏死。图 1-20（B）干酪性坏死组织镜下观，坏死组织呈红染无结构颗粒状，失去原来的组织结构。

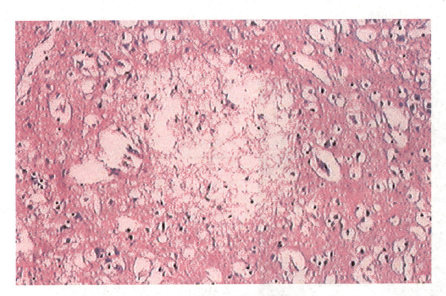

图 1-21 脑组织液化性坏死（liquefactive necrosis）

图 1-21 中可见脑软化灶，由于液化或水肿组织在 HE 切片呈疏松或不染色，因而软化灶显得空白。周围组织水肿，脑细胞水样变性。

问题:

什么是液化性坏死?

答:细胞坏死后,以酶性消化、水解作用占优,使坏死组织呈溶解状态。脑软化、脂肪坏死和化脓均属于液化性坏死。

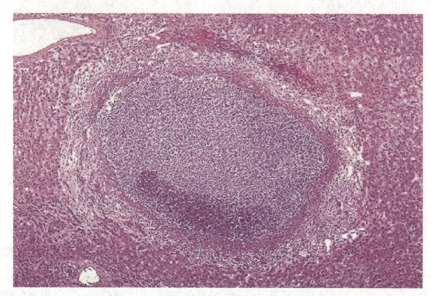

图 1-22　肝脓肿

图 1-22 中脓肿腔内含大量中性粒细胞(脓细胞)和渗出物,即脓汁,属于液化性坏死。

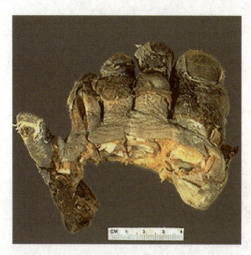

图 1-23　左足干性坏疽(dry gangrene)

图 1-23 中坏死的脚趾干燥皱缩,呈黑色,坏死组织与正常组织间分界清楚。

问题:

1. 什么叫坏疽(gangrene)?

答:肢体或与外界相通的内脏的大块组织坏死后,发生了不同程度的腐败菌感染,使坏死组织呈现出黑色、污绿色等形态改变。

2. 坏疽的组织为什么颜色发黑?

答:这是由于坏死组织经分解产生硫化氢,硫化氢和破裂红细胞释放的铁结合形成硫化铁所致。

3. 干性坏疽一般发生在什么情况下?

答：发生在动脉阻塞而静脉回流通畅的四肢末端，多见于血栓闭塞性脉管炎、糖尿病、重度动脉粥样硬化和肢体冻伤的病人。因患肢干燥（水分蒸发）皱缩、发黑而得名。

病例讨论：坏疽

病人，男性，30岁，家住北方吉林省农村。左下肢间歇性疼痛3年，逐渐加重，并开始出现走路跛行。近1个月来感觉左脚麻木、怕冷，5个脚趾慢慢变黑，检查见表面皮肤干燥、皱缩，变黑的部分和健康的部分之间界线清楚。临床诊断：左足血栓闭塞性脉管炎、坏疽。行左脚大部分截除术。既往病人自5~6岁开始抽烟，发展到每天40支左右。

讨论题：
病人左脚趾的病变属于什么坏死？根据是什么？发生机制是什么？
该病人发病与吸烟是什么关系？

图1-24 小肠因出血性梗死而发生湿性坏疽（moist gangrene），坏死肠段肿胀、污黑，与正常组织分界不清。

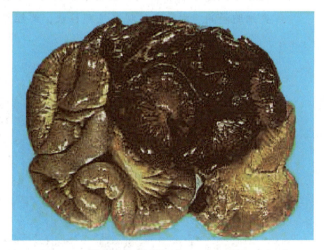

图1-24 小肠出血性梗死（hemorrhagic infarct）

问题：

什么是湿性坏疽？其发生机制怎样？

答：坏死组织因动脉闭塞和静脉回流受阻而伴有淤血水肿时，由于坏死组织含水分较多，适合腐败菌生长繁殖，局部明显肿胀，呈暗绿或污黑色。坏死组织与健康组织的分界线不明显。

六、肉芽组织和创伤愈合模式

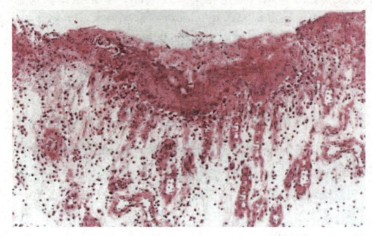

图 1-25　肉芽组织（granulation tissue）

图 1-25 是肉芽组织的低倍镜观察，最表面红色部分为炎性渗出物，其下方是大量新生的纵行排列生长的毛细血管，间质内可见成纤维细胞和炎细胞。

问 题：

肉芽组织的概念?

答：肉芽组织是由新生的毛细血管和成纤维细胞构成的幼稚结缔组织，伴多少不等的炎细胞浸润。由于肉眼观察呈颗粒状，鲜红柔嫩，似鲜肉，故称肉芽组织。

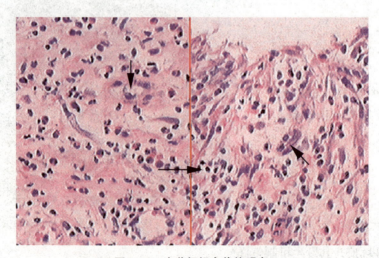

图 1-26　肉芽组织高倍镜观察

图 1-26 中新生的毛细血管内壁为单层内皮细胞（↓），血管间有成纤维细胞（↖），及各种炎细胞（→）。

问题：

1. 肉芽组织最后的结局是什么？
答：肉芽组织最终要变成瘢痕组织。

2. 肉芽组织的功能有哪些？
答：①填补缺损；②抗感染保护创面；③机化血凝块、坏死组织和异物。

3. 何谓机化？
答：肉芽组织取代坏死组织、血凝块和异物的过程称为机化。

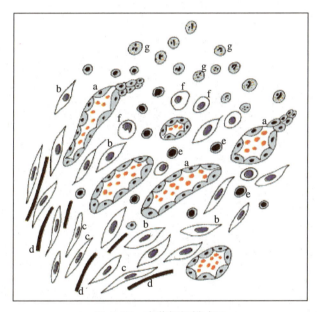

图 1-27　肉芽组织模式图

图 1-27 中所示：a.新生的毛细血管；b.成纤维细胞；c.纤维细胞；d.纤维；e.淋巴细胞；f.巨噬细胞；g.中性粒细胞。

◆ **如何判定不良肉芽组织**

正常肉芽：鲜红色，颗粒状，
　　　　　很柔软，又湿润，
　　　　　碰出血，无疼痛。

不良肉芽：色苍白，无弹性，
　　　　　颗粒状，不均匀，
　　　　　分泌物，有脓性，
　　　　　用刀割，不出血。

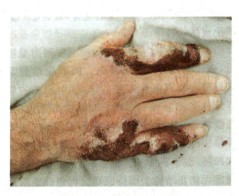

图 1-28　不良肉芽组织

课堂作业练习页

姓名：_____　　班级：_____　　学号：_____

课堂绘图作业： 肉芽组织模式图↓

清创的概念： 临床上对感染的伤口或肉芽组织要进行清理，即用生理盐水或消毒液体冲洗，剪除坏死组织和不良肉芽等，然后才可包扎或缝合创口，此过程称为清创。清创是外科外伤时非常重要的治疗手段。对于陈旧性肉芽创面来说，此种肉芽组织（颜色暗红，不新鲜，高低不平，有时呈陈旧性淤血貌）再生能力差，与周围组织不易愈合，以刮匙将表面陈旧肉芽组织刮除或剪除，使之出血，露出新鲜肉芽，外敷橡皮膏，此为中医去腐生肌之说，西医则将以双氧水冲洗达到去腐的目的。

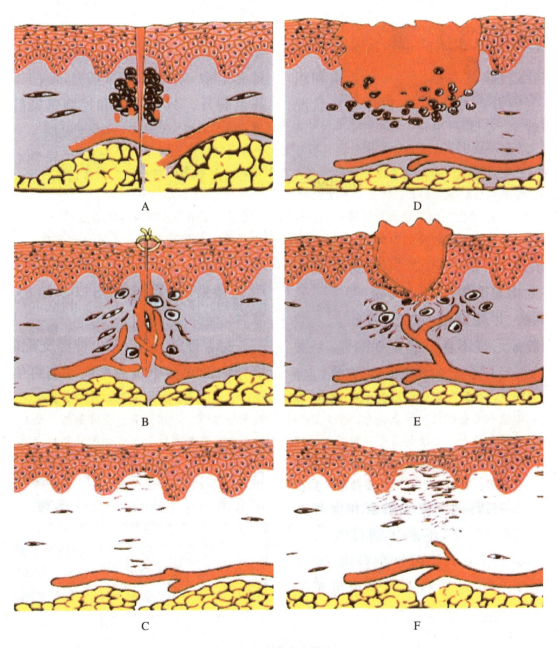

图 1-29 创伤愈合模式图

一期愈合（图A、B、C）：A.创缘边缘整齐，组织破坏少；B.经缝合，创缘对合，炎症反应轻，少量肉芽组织从伤口缘长入；C.表皮再生，愈合后少量瘢痕形成。

二期愈合（图D、E、F）：D.创口大，创缘不整，组织破坏多；E.伤口收缩，炎症反应重，肉芽组织从伤口底部及边缘将伤口填平；F.表皮再生，愈合后形成的瘢痕大。

实验一　小结

1. **适应**　细胞、组织和器官经受内外环境的各种刺激而在代谢、功能和结构上发生相应变化的过程称为适应。其形态变化分为萎缩、肥大、增生和化生。适应性改变是可复兴的，但其适应的能力也是有限度的，当损伤超过一定的强度和时间，细胞和组织将发生更严重变化甚至死亡。

2. **变性**　由于物质代谢障碍而使细胞或细胞间质内出现某些异常物质，或某些原有物质积聚过多称为变性。细胞水肿、脂肪变性、玻璃样变性是常发生的变性。变性的细胞仍然活着但功能降低，去除病因可以恢复。

3. **坏死**　活体内局部组织、细胞的死亡称为坏死。坏死的细胞功能、代谢停止，是不可复性的损伤。坏死最先表现的是细胞核的变化，即核固缩、核碎裂、核溶解，最后死亡的细胞与崩解的间质融合成一片无结构、红染的颗粒状物或液状物。坏死的主要类型有凝固性坏死、液化性坏死、坏疽和纤维蛋白样坏死等。

4. **修复**　组织损伤后可通过再生得到修复。不同的组织再生能力不同，不稳定细胞，如表皮细胞、黏膜上皮细胞再生能力强；稳定细胞，如肝细胞、肾小管上皮细胞亦表现较强的再生能力；永久性细胞，如神经细胞、心肌细胞、骨骼肌细胞缺乏再生能力。如果受损伤组织或细胞完全由结构和功能相同的组织或细胞修复称为完全再生。如果组织或细胞损伤严重，不能完全再生，则由肉芽组织取代，随后形成瘢痕，称为不完全再生。肉芽组织由新生的毛细血管和成纤维细胞组成，在组织的修复中具有重要的意义。

实验 二
局部血液循环障碍

实习目标

1. 观察理解病理大体标本　慢性肺淤血、慢性肝淤血、脾贫血性梗死、肺出血性梗死、小肠出血性梗死。
2. 观察理解病理组织图片　慢性肺淤血、慢性肝淤血、混合血栓、微血栓、肺出血性梗死。
3. 课堂绘图作业　慢性肺淤血、混合血栓。
4. 课堂病例讨论　肺动脉栓塞。
5. 课堂小结。

相关理论复习及实验

◆ 名词解释

1. **淤血**（congestion）　局部器官或组织由于静脉血液回流受阻使血液淤积于小静脉和毛细血管内而发生的充血，称为静脉性充血，又称被动性充血，简称淤血。
2. **心力衰竭细胞**（heart failure cell）　若肺泡腔内的红细胞被巨噬细胞吞噬，其血红蛋白被分解变为含铁血黄素，这种吞噬细胞被称为心力衰竭细胞，见于左心衰竭。
3. **槟榔肝**（nutmeg liver）　多见于右心衰竭。眼观肝脏体积增大，重量增加，边缘变钝，包膜紧张。切面观红黄相间状似中药槟榔的切面，故称槟榔肝。

4. **血栓形成（thrombosis）** 活体的心血管腔内，血液发生凝固或某些有形成分析出、黏集，形成固体质块的过程，称为血栓形成，所形成的固体质块称为血栓（thrombus）。

5. **栓塞（embolism）** 在循环血液中出现的不溶于血液的异常物质，随着血液流动，阻塞血管管腔，这种现象称为栓塞。阻塞血管的物质称为栓子（embolus）。

6. **血栓栓塞** 由血栓阻塞血管造成的栓塞称为血栓栓塞，是最常见的一种栓塞。

7. **脂肪栓塞（fat embolism）** 循环血流中出现脂肪滴阻塞于小血管，称脂肪栓塞。多见于长骨粉碎性骨折或机体脂肪组织严重挫伤时。

8. **气体栓塞（gas embolism）** 大量气体迅速进入血液，或溶解于血液中的气体迅速游离出来，阻塞血管或心腔，称为气体栓塞。

9. **羊水栓塞** 羊水进入母体血液循环造成的栓塞称为羊水栓塞，是分娩过程中严重的合并症。

10. **梗死（infarct）** 机体局部组织由于动脉血液供应断绝而发生的坏死称为梗死。

一、淤血

在图 2-1 中肺泡壁毛细血管和小静脉扩张淤血，肺泡腔内出现水肿液，红细胞和大量胞质内含有褐色颗粒的吞噬细胞。这是由于红细胞被巨噬细胞吞噬，其血红蛋白变为含铁血黄素，这种细胞常被称为心力衰竭细胞（heart failure cell），发生在慢性左心衰竭时。

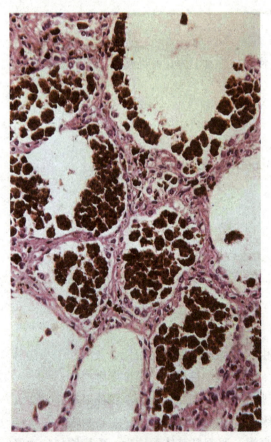

图 2-1 慢性肺淤血

问题：

慢性肺淤血的结局如何？

答：慢性肺淤血会引起肺间质的纤维组织增生及网状纤维胶原化，导致肺硬化，加上含铁血黄素在肺组织内沉积，使肺变成深褐色，故称肺褐色硬化。

课堂作业练习页

姓名：_____　　班级：_____　　学号：_____

课堂绘图作业： 慢性肺淤血↓

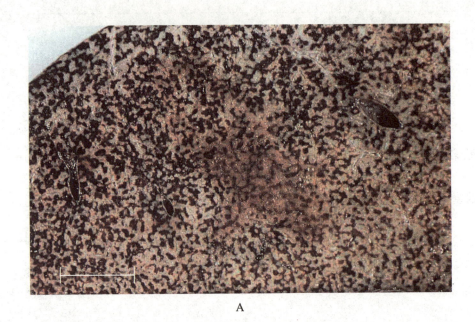

图 2-2 慢性肝淤血

图 2-2A 为慢性肝淤血切面观,红黄相间状似中药槟榔切面,故称槟榔肝（nutmeg liver）。红色区为淤血区,黄色区为肝小叶周围带。因肝细胞有脂肪变性而颜色变黄。图 2-2B 为慢性肝淤血镜下观察,肝小叶中央静脉（↓）及周围的肝窦扩张,充满红细胞,肝细胞受压萎缩;肝小叶周围的肝细胞脂肪变性（←）,故而肉眼观察切面呈槟榔切面的外观。

问题:

1. 慢性肝淤血的病因是什么?

答:右心衰竭。

2. 长期肝淤血的后果是什么?

答:长期慢性肝淤血,可由于结缔组织增生而形成淤血性肝硬化。

二、血栓

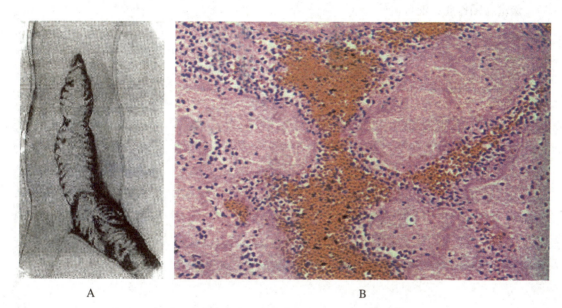

图 2-3 髂静脉分叉处混合血栓(mixed thrombus)

图 2-3A 上部为血栓头部,呈白色;中间为血栓体,红白相间。图 2-3B 为混合血栓高倍镜观察,血栓由血小板小梁(粉染)、白细胞(附着在血小板小梁边缘)和大量红细胞(小梁之间)组成。

问题:

1. 血栓形成的条件有哪些?其主要机制如何?

答:(1)血管内皮受损。① 心血管内皮受损时,内皮细胞发生变性、坏死或脱落,内皮下胶原纤维暴露,可激活血小板和活化凝血因子Ⅻ,启动内源性凝血系统。② 损伤的内皮释放组织因子,激活凝血因子Ⅶ,从而启动外源性凝血系统,引起凝血,形成血栓。(2)血流缓慢或涡流。① 当血流缓慢或涡流时,血液的轴流和边流的关系打乱,血小板进入边流,增加了接触和黏附于内膜的机会。② 已被

课堂作业练习页

姓名：_____ 班级：_____ 学号：_____

课堂绘图作业：混合血栓↓

激活的凝血因子不易被冲走或稀释,在局部达到高浓度,利于血栓形成。(3)血液凝固性升高。血流凝固性增高是指血小板或凝血因子增多,纤溶系统活性降低,血液处于高凝状态。此状态见于下述几种情况:① 某些遗传疾病;② 某些肿瘤病人(如肺、肾、胰的肿瘤),由于肿瘤破坏,有大量组织因子入血,激活外源性凝血系统。③ 某些严重的创伤、烧伤、产后、大手术后,由于大量失血,血液黏稠,凝血因子含量增高,同时血液中补充了大量幼稚的血小板,其黏性大,易于发生黏集而形成血栓。

2. 该血栓如果脱落可引起什么后果?
答:该血栓体积较大,如果脱落可以栓塞在肺动脉主干或大的分支,造成病人死亡。

3. 血栓的结局有哪几种?
答:① 溶解与吸收;② 软化与脱落;③ 机化与再通;④ 钙化形成静脉石。

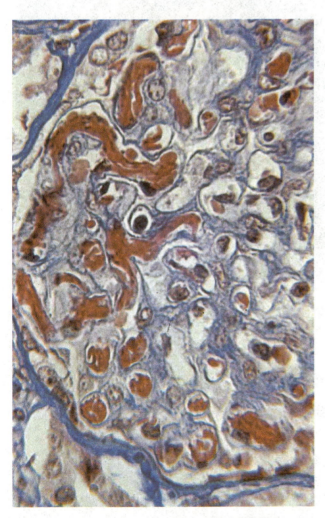

图2-4 示微血栓位于毛细血管内,经 Masson 特殊染色法将其染成红色。微血栓又称透明血栓(hyaline thrombus),血栓的主要成分为纤维蛋白。该血栓发生在微血管内,只能在显微镜下看到,见于弥散性血管内凝血(DIC)。

图2-4 肾小球毛细血管内微血栓

图 2-5A 可见一血栓栓子横跨于左右肺动脉开口内；图 2-5B 可见剪开的右心室和肺动脉之间形成的长约 10 厘米的血栓栓子。

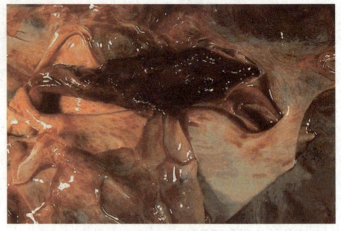

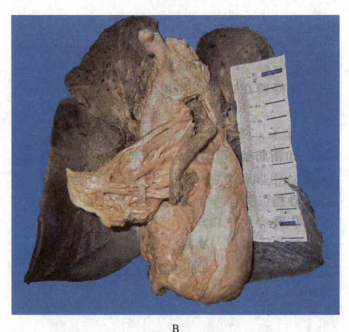

图 2-5 肺动脉栓塞

问题：

1. 肺动脉栓塞的栓子来自何处？

答：90% 来自下肢深静脉，特别是腘静脉、股静脉、髂静脉。

2. 肺动脉栓塞症患者死亡的机制是什么？

答：病人突然出现呼吸困难、发绀、休克，甚至猝死，称为肺动脉栓塞症。

其发生机制尚未完全清楚，一般认为：① 由于肺动脉栓塞，肺动脉内阻力急剧增加，造成急性右心衰竭；同时肺缺血，左心回心血量减少，冠状动脉灌流不足，心肌缺血缺氧。② 肺栓塞刺激迷走神经，反射性引起肺动脉、冠状动脉、支气管动脉和平滑肌痉挛而导致急性右心衰和窒息。

病 例 讨 论

病人，男性，35岁。因左股骨头发生无菌性坏死而行股骨头置换术。术后卧床10天，下床活动时，突然呼吸困难，全身发绀，心跳微弱，血压下降，经抢救无效死亡。

尸体解剖所见：左下肢轻度浮肿，口唇、鼻黏膜、甲床明显发绀。右肺动脉内可见一长5厘米的血栓栓子，表面粗糙，有红白相间的条纹，与动脉壁不粘连。右心室轻度扩张，肝淤血。

讨论题：
1. 请提出该病人的病理诊断。
2. 病人为什么会发生血栓？该血栓的运行途径如何？
3. 分析病人的死亡原因。

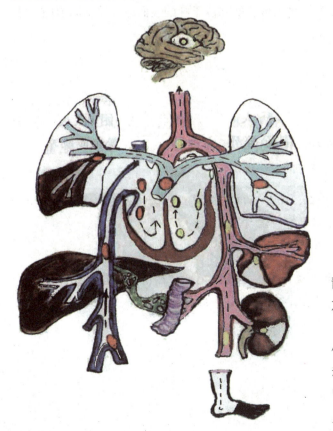

图2-6 栓子的运行途径

图2-6中红色代表来自体循环静脉和右心的栓子；黄色代表来自左心和体循环动脉系统的栓子。来自左心和体循环动脉系统的栓子沿体循环运行，阻塞口径相应大小的动脉分支而引起栓塞，常见于脑、脾、肾和下肢。来自右心和体循环静脉系统的栓子沿血流方向常阻塞肺动脉主干或其分支，形成栓塞。

三、梗死

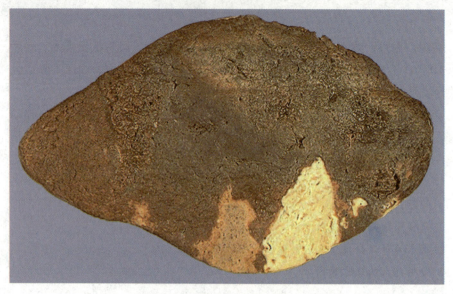

图2-7 脾贫血性梗死（anemic infarct）

图2-7中切面见两个梗死灶，梗死灶呈扇形，底部位于脾的表面，尖端朝向脾门。梗死灶灰白色，周围可见充血性出血带。

问题：

1. 何谓梗死？

答：由于血液供应断绝导致机体局部组织的坏死，称为梗死。

2. 贫血性梗死发生的机制如何？

答：当动脉血液供应断绝使局部缺血，而静脉回流通常正常时，可发生贫血性梗死，常发生于组织致密、侧支循环不丰富的实质器官，如心、肾、脾、脑。

3. 梗死的结局如何？

答：梗死灶形成后，病灶周围发生炎症反应，小的梗死灶可被肉芽组织取代，日后变成瘢痕；大的梗死灶不能完全机化，则由肉芽和纤维组织包裹，病灶内坏死组织可发生钙化；较大的脑梗死灶则中心液化成囊腔。

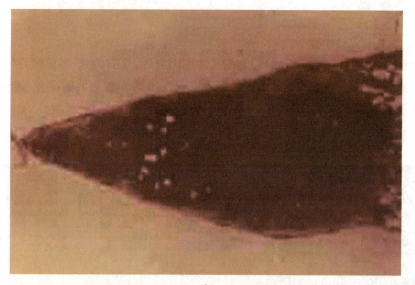

A

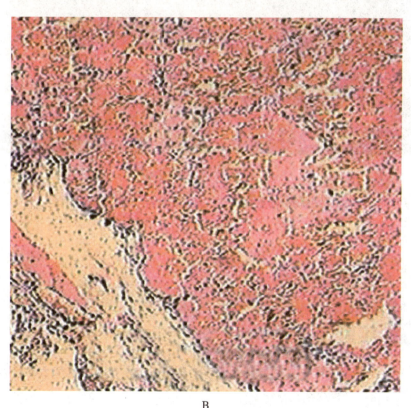

B

图 2-8 肺出血性梗死

图 2-8A 见一侧肺叶的肺尖部发生的出血性梗死（hemorrhagic infarct）。切面可见大片暗红色出血区，右边可看到正常肺组织。图 2-8B 为肺出血性梗死镜下观，梗死区肺泡轮廓可见，但细胞坏死，结构模糊，细胞核消失，肺泡腔内含大量红细胞。

问题:

出血性梗死的发生，除了肺动脉栓塞的基本原因之外，还与哪些因素相关？

答：① 严重的静脉淤血，使静脉和毛细血管内压增高，侧支循环难以克服局部淤血的阻力；② 具有双重血供的器官如肺和肠；③ 组织疏松，梗死发生后，血液不能被挤出梗死灶而导致弥漫性出血现象。

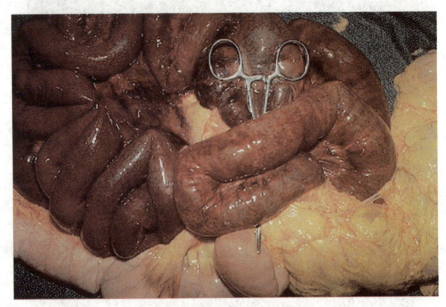

图 2-9　小肠出血性梗死

图 2-9 肉眼观：坏死小肠高度淤血出血，颜色暗红，部分肠管增粗。

  实验二　小结

局部血液循环障碍表现为局部的血容量异常、血液性状和血管内容物异常、血管壁通透性或完整性的改变。

1. 充血分为动脉性充血和静脉性充血，属于局部血管容量的异常，静脉性充血又称淤血，慢性肺淤血、慢性肝淤血是临床上静脉性充血常见的类型。慢性肺淤血多见于左心衰竭，病理学特征是肺泡腔内出现心衰细胞；慢性肝淤血多由右心衰竭引起，病理学特征是槟榔肝。

2. 血栓是活体的心、血管腔内，血液中有形成分析出、黏集或血液凝固形成的固体质块。血栓形成的条件如下：

（1）心血管内膜损伤；

（2）血流缓慢或涡流形成；

（3）血液凝固性增高。

静脉内的血栓顺血流方向形成头部（白色血栓，主要成分是血小板）、体部（混合血栓）和尾部（红色血栓，主要成分是红细胞）。

3. 血栓脱落可形成栓子，引起栓塞。血栓栓子最为常见，其次有脂肪、气体、羊水栓子等。这些栓子随血流方向运行。来自下肢静脉的栓子常引起肺动脉的栓塞，来自左心及动脉系统的栓子则可引起脑、肾、脾等器官的栓塞。由于栓子的种类不同可以引起不同类型的栓塞。

4. 梗死是由血管阻塞导致局部组织缺血而引起。梗死分为贫血性梗死和出血性梗死，前者多发生于结构致密、侧支循环不丰富的实质器官（如肾、脾、心脏）；后者常发生于组织疏松的器官（如肺、肠等）。梗死的后果主要取决于梗死的范围及部位。肾、脾小范围的梗死对机体影响不大，心、脑的梗死常可引起严重后果。

实验三
炎 症

实习目标

1. 观察理解炎细胞渗出、炎细胞种类。
2. 观察理解各类型炎症的大体和镜下图片。
3. 完成炎细胞种类和结核结节的课堂绘图。
4. 课堂病例讨论。
5. 课堂小结。

相关理论复习及实验

◆ **炎症的概念**

炎症（inflammation）是具有血管系统的活体组织对损伤因子所发生的防御反应。炎症局部基本病理变化为变质、渗出和增生；炎症的局部临床表现有红、肿、热、痛和功能障碍；全身反应有发热、末梢血白细胞计数增多等。

◆ **名词解释**

1. **变质（alteration）** 炎症局部组织发生的变性、坏死称变质。
2. **渗出（exudation）** 炎症局部组织血管内的液体和细胞成分通过血管壁进入组织间

隙、体腔、体表或黏膜表面的过程称为渗出，所渗出的成分称为渗出物（exudate）。

3. 增生（proliferation） 炎症区组织的实质细胞和间质细胞增殖，细胞数目增多称为增生。见于慢性炎症或炎症后期。增生的细胞成分有实质细胞、巨噬细胞、血管内细胞和成纤维细胞等。

4. 炎症介质（inflammatory mediator） 炎症介质是指炎症过程中产生并参与引起炎症反应的化学活性物质。炎症介质通过各种途径作用于血管，引起血管扩张、通透性增加、白细胞渗出和吸收白细胞上述炎症部位，引起局部发炎反应和全身反应。炎症介质有外源性（细菌及其产物）和内源性（来源于细胞和血浆）两大类。

5. 假膜性炎（pseudomembranous inflammation） 黏膜发生纤维素性炎症时，纤维素、白细胞和坏死的黏膜上皮常混合在一起，形成灰白色的膜状物，称为假膜，故称为假膜性炎。

6. 绒毛心（villiform heart） 发生在心包的纤维素性炎，由于心脏的搏动，使心外膜上的纤维素形成无数绒毛状物，覆盖于心表面，因而又有"绒毛心"之称。

一、白细胞游出模式理解

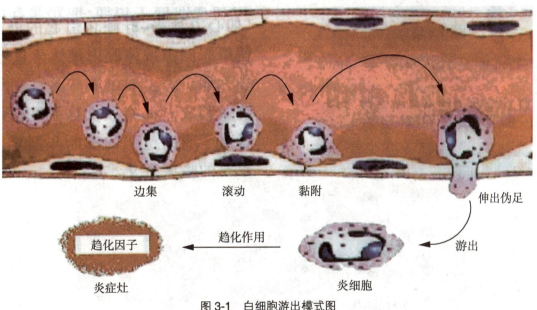

图 3-1　白细胞游出模式图

从图 3-1 左侧观察白细胞按箭头所指的方向向前运动，逐渐发生边集、滚动、黏附、游出血管壁，然后向发生炎症的组织部位游走，此过程称为趋化作用。

问 题：

什么是趋化作用？

答：渗出的白细胞以阿米巴样运动向炎症病灶定向游走集中的现象称趋化作用。能使白细胞定向移动的化学物质称趋化因子。趋化因子可以是发炎局部组织细胞产生的，称内源性趋化因子；也可以是细菌产物，称外源性趋化因子。不同的趋化因子，吸引不同的炎细胞。

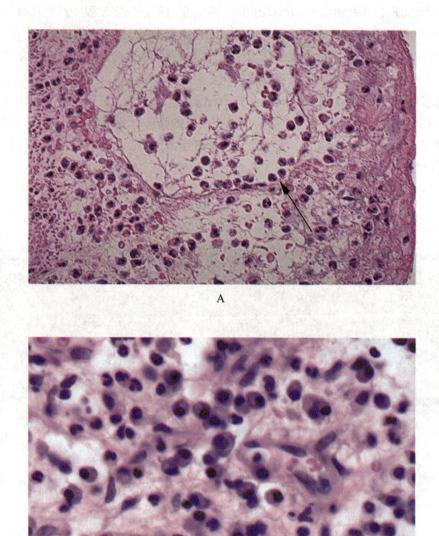

图 3-2　疏松结缔组织急性炎症（acute inflammation）

图 3-2A 可见扩张的血管，血管内的白细胞边集、附壁和游出，左下角可见血管外炎症灶内已经积聚了大量的炎细胞。图 3-2B 是高倍镜观察的各种白细胞。

问题：

为什么炎细胞要向发炎病灶游走？
答：因为趋化作用。渗出的白细胞以阿米巴样运动向炎症病灶定向游走的现象称趋化作用，能使白细胞定向移动的化学因子称趋化因子，不同的趋化因子则吸引不同的白细胞。

二、常见炎细胞种类及其特征

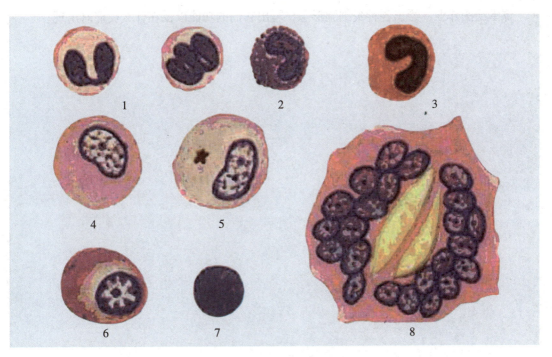

图 3-3 常见炎细胞种类及其特征

1. **中性粒细胞（neutrophil）** 细胞核杆状或分叶状，细胞质内含中性颗粒，颗粒内含各种酶。中性粒细胞具有活跃的运动和吞噬能力，多见于急性炎症早期和化脓性炎症。

2. **嗜碱性粒细胞（basophil）** 细胞核呈不规则分叶状，细胞质内含蓝色粗大嗜碱性颗粒，内含肝素、组胺等物质。当受炎症刺激时，细胞脱颗粒而释放上述物质，导致炎症，多见于变态反应性炎症。

3. **嗜酸性粒细胞（eosinophils）** 细胞核呈两叶八字，细胞质中含粗大的红色嗜酸性颗粒，含有多种酶。嗜酸性粒细胞能吞噬抗原抗体复合物。常见于慢性炎症、寄生虫感染、变态反应性炎症。

4. **单核细胞（monocyte）** 核呈椭圆形或肾形，胞质丰富，核染色质淡染。

5. **巨噬细胞（macrophage）** 细胞核肾形或圆形，核染色质淡，细胞质丰富，可见

课堂作业练习页

姓名：_____ 班级：_____ 学号：_____

课堂绘图作业：绘出各种炎细胞形态，写出它们的功能以及在什么炎症时出现。

吞噬的物质。单核巨噬细胞具有较强的吞噬功能，能吞噬较大的病原体、异物、坏死组织碎片，甚至整个细胞。它还能吞噬和处理抗原物质，把抗原信息传递给免疫活性细胞，参与特异性免疫反应。巨噬细胞常出现于急性炎症后期、慢性炎症、某些病毒和寄生虫感染等。

6. 浆细胞（plasma cell） 细胞椭圆形，细胞核内的染色质沿着核膜呈车轮状排列，核周围有空晕，胞质丰富。浆细胞是由 B 淋巴细胞转变而成，能产生抗体，参与体液免疫反应。

7. 淋巴细胞（lymphocyte） 体积小，细胞质少，细胞核圆形，染色质丰富染成深蓝色。淋巴细胞多出现于慢性炎症、病毒感染等。T 淋巴细胞参与细胞免疫反应，B 淋巴细胞参与体液免疫反应。

8. 多核巨细胞（multiple giant cell） 体积大而多核，中间黄色，是包围吞噬的异物。多核巨细胞是多个吞噬细胞融合到一起而形成的。

三、炎症

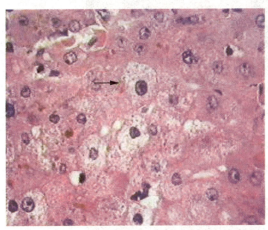

图 3-4 肝细胞水样变性

图 3-4 中肝细胞发生水样变性，表现为细胞肿大、胞质疏松，并可见细小颗粒，故又称颗粒变性，属变质性炎。因肝细胞变性，临床上出现肝功能障碍。肝细胞水样变性多发生在病毒性肝炎。

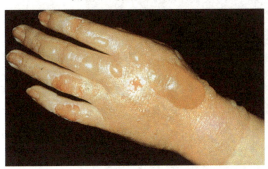

A

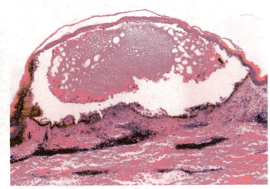

B

图 3-5 手背皮肤Ⅱ度烧伤

图 3-5A 可见多个大小不等的水泡，泡内为清亮的液体，属于浆液渗出性炎（serous inflammation）。图 3-5B 为镜下观察，图中淡粉染的部分为渗出的浆液，位于表皮和真皮之间，因其中含有蛋白，故染成粉色。

问 题：

液体渗出的原因是什么？

答：①血管壁通透性增高；②微循环内流体静压增高；③组织渗透压增高。以上原因促进血管内液体成分进入组织间隙，引起炎症局部水肿或积液。

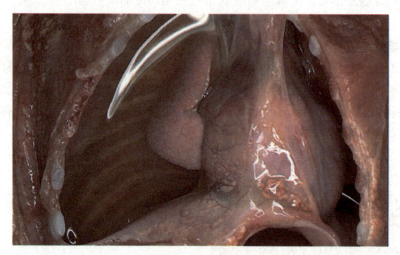

图 3-6　胸腔积液

图 3-6 为尸体解剖掀去前胸肋骨和肌肉，暴露胸腔及纵隔。可见右侧胸腔充满淡黄色浆液性渗出物，右肺被渗出物压瘪，纵隔、心脏被挤压而位置左移。

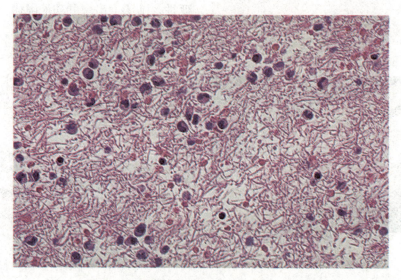

图 3-7　纤维素性炎（fibrinous inflammation）

图 3-7 是以渗出纤维素为主的炎症，并有各种白细胞渗出，图中粉染丝状物为纤维素，交织成网。该图为大叶性肺炎的肺泡腔切法。

问题：

1. 纤维素性炎多发生在什么部位？

答：纤维素性炎常发生在黏膜、浆膜和肺。

2. 假膜由哪些成分构成？

答：假膜由纤维素、坏死组织和白细胞构成。

3. 请识别图 3-7 中白细胞的类型。

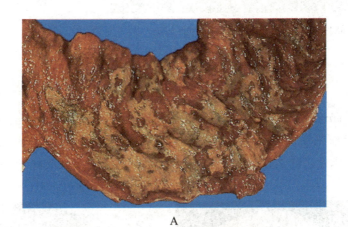

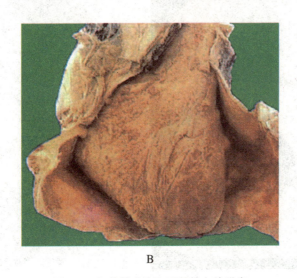

图 3-8 细菌性痢疾和风湿性心外膜炎

图 3-8A 是发生在黏膜的纤维素性炎，结肠黏膜肿胀充血，表面附着一层黄白色膜状物，故又称其为假膜性炎，见于细菌性痢疾。图 3-8B 是风湿性心外膜炎，是发生在心包膜的纤维素性炎，形成绒毛心。

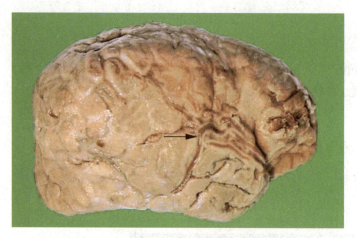

图3-9 可见脑膜血管扩张充血（→），脑表面和脑沟内有大量黄白色脓性渗出物覆盖，脑的沟回不清。

图3-9 化脓性脑膜炎（purulent meningitis）

问题：

化脓性炎症（purulent inflammation）的概念是什么？

答：以中性粒细胞渗出为主，并伴有不同程度的组织坏死和脓汁形成为特征的炎症。多由葡萄球菌、链球菌、脑膜炎双球菌、大肠埃希菌（大肠杆菌）等化脓菌引起。

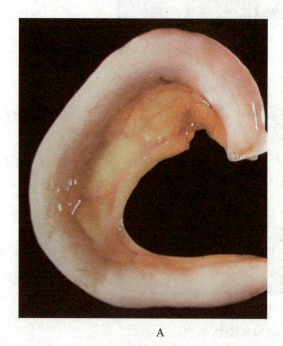
A

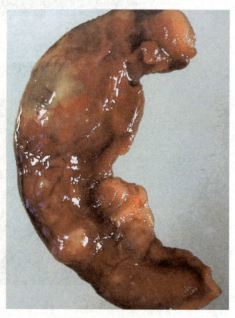
B

图3-10 急性蜂窝织炎（acute phlegmonous inflammation）性阑尾炎

图3-10A为正常阑尾。图3-10B为急性蜂窝织炎性阑尾炎，可见阑尾肿胀变粗，表面充血，并附有黄白色脓性渗出物。

问 题:

什么叫蜂窝织炎?

答:疏松结缔组织的弥漫性化脓性炎称为蜂窝织炎。常见部位是皮肤、肌肉和阑尾,主要由溶血性链球菌引起。

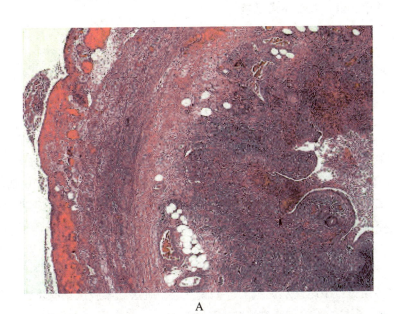

A

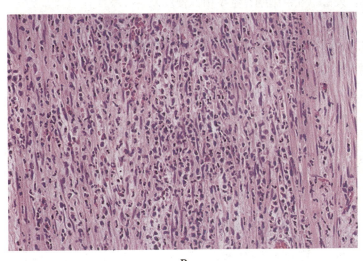

B

图 3-11 蜂窝织炎性阑尾炎组织学

图 3-11A 为阑尾壁从黏膜层(右侧)、黏膜下层、肌层到浆膜层都有炎症波及,为疏松结缔组织弥漫性化脓性炎症。图 3-11B 为高倍镜观察,大量中性粒细胞弥漫浸润在组织中。

问题：

蜂窝织炎是由哪种细菌感染引起的？为什么？

答：蜂窝织炎主要由溶血性链球菌感染引起，因为溶血性链球菌能产生大量透明质酸酶和链激酶，这些酶能够降解结缔组织中的透明质酸和溶解纤维素，故脓液稀薄，细菌易于扩散，炎症不易局限。

病 例 讨 论

病人，女性，21岁大学生。某日下午体育课打网球后，突感腹部疼痛，伴恶心呕吐。腹痛最初部位不定，后来疼痛明显定位在右下腹，遂去医院检查。体温38.2℃，脉搏80次/分，血常规检查：WBC 12×10^9/L（12 000/mm^3）。查体：右下腹部有压痛、反跳痛，腰大肌试验阳性。临床诊断急性阑尾炎。于当日下午行急诊手术，切除阑尾送病理科检查。肉眼观察：阑尾肿胀变粗，表面充血，并附有黄白色脓性渗出物，剪开阑尾腔内发现数个粟粒大小的粪石。

镜下所见：阑尾壁从黏膜层、黏膜下层、肌层到浆膜层都有炎症波及，高倍镜观察，大量中性粒细胞在组织中弥漫浸润。

讨论题：

1. 请提出病理诊断。
2. 什么是蜂窝织炎？常发生在哪些部位？

炎　症 | 实验三

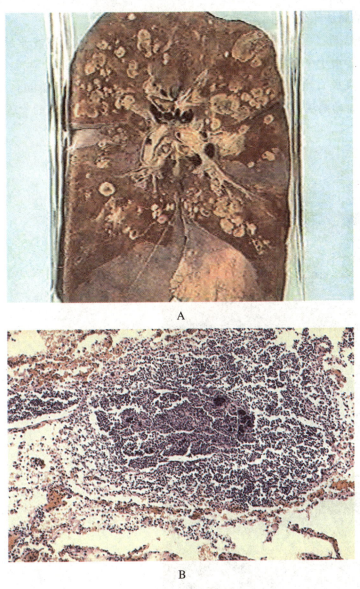

图 3-12　肺脓肿

图 3-12A 为肺多发性脓肿（abscess），图中灰黄色部分为脓肿。图 3-12B 为肺脓肿镜下图片，脓肿腔内含大量渗出的中性粒细胞（脓细胞），中间黑色团块是细菌团。

问 题：

脓肿的概念是什么？常由哪种细菌引起？其发生机制是什么？
答：脓肿是局限性化脓性炎，伴有脓腔形成。脓肿常由金黄色葡萄球菌感染引起，金黄色葡萄球菌能产生血浆凝固酶，使纤维蛋白原转变成纤维素，限制细菌和炎症扩散。

2. 脓肿的结局是什么？何谓空洞、溃疡、窦道和瘘管？

答：脓肿的结局：① 吸收排出，留下空洞；② 形成溃疡，即在皮肤或黏膜的化脓性炎时，由于皮肤或黏膜坏死、崩解脱落，可形成局部缺陷，称溃疡（ulcer）；③ 脓肿向体表或自然管道穿破，可形成窦道（sinus）或瘘管（fistula）。窦道是指只有一个开口的病理性盲管，瘘管是指连接体表和有腔器官之间的管道。

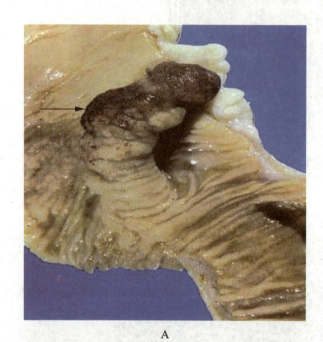

A

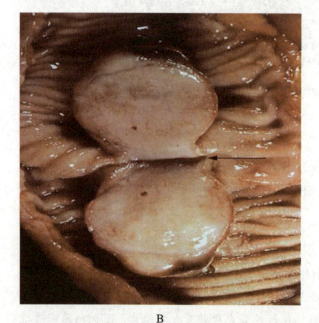

B

图 3-13　结肠黏膜炎性息肉（inflammatory polyp）

图 3-13 属黏膜非特异性炎症，除炎细胞浸润外，其特点是炎症常伴有成纤维细胞、血管细胞和腺上皮的增生而形成突起带蒂的肿物，称为炎性息肉。

图 3-13A 结肠息肉表面有出血（→）；图 3-13B 息肉中间被切开了（←）。

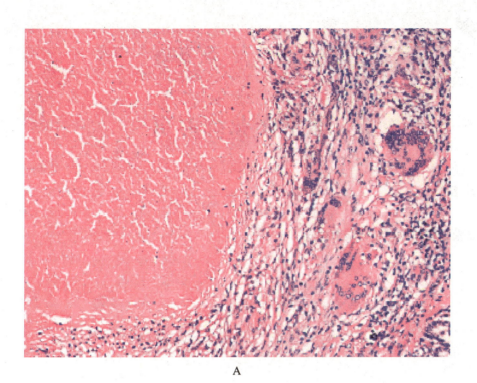

A

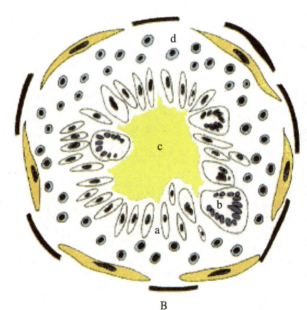

B

图 3-14A 为高倍镜下观察，左侧是结节中心的红染无结构干酪性坏死物质，外围是类上皮细胞、多核巨细胞（郎汉斯巨细胞，Langhans giant cell）及淋巴细胞。

图 3-14B 是结核肉芽肿模式图。图中：a. 类上皮细胞；b. 郎汉斯巨细胞；c. 干酪样坏死；d. 淋巴细胞。

图 3-14 结核结节

问题：

结核病变是什么类型的炎症？代表性的有诊断意义的细胞是什么？

答：结核病变是感染性肉芽肿性炎症，有诊断意义的细胞是类上皮细胞。

课堂作业练习页

姓名：_____ 班级：_____ 学号：_____

课堂绘图作业： 结核结节模式图↓

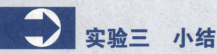 **实验三 小结**

炎症是具有血管系统的活体组织对致炎因子所发生的一种防御性反应。炎症的局部临床表现是红、肿、热、痛和功能障碍，并伴有全身发热、血中白细胞改变和单核-吞噬细胞系统增生等。炎症的基本病理变化是变质、渗出和增生。

1. 变质是炎症局部组织的变性和坏死，是致炎因子的直接作用或造成的局部血液循环障碍所引起的改变。

2. 渗出是炎症组织血管中的液体和细胞成分，通过血管壁进入组织间隙、体腔、体表和黏膜表面的过程。炎细胞通过边集、附壁、黏着、游出血管，受趋化因子的作用到达炎症部位发挥局部的吞噬作用。急性炎症早期、化脓性炎症以中性粒细胞浸润为主；急性炎症后期、慢性炎症以单核细胞、淋巴细胞、浆细胞浸润为主；寄生虫感染和变态反应性炎时以嗜酸性粒细胞浸润为主。

3. 增生是指炎症区实质和间质细胞的增生，具有限制炎症扩散和促进组织修复的作用。

4. 根据病程长短和起病急缓，炎症分为急性炎和慢性炎。根据基本病理变化，炎症分为变质性炎、渗出性炎和增生性炎三大类型。急性炎病变以变质和渗出为主；变质性炎常见于病毒感染；渗出性炎以渗出的成分不同可分为浆液性炎、纤维素性炎、化脓性炎和出血性炎；慢性炎症又分为慢性非特异性炎和肉芽肿性炎。

5. 炎症的结局取决于致炎因子的强弱及机体的抵抗力。大多数炎症可以痊愈，少数炎症可蔓延扩散，其中血道扩散可导致菌血症、毒血症、败血症或脓毒败血症。

实验四
肿　瘤

实习目标

1. 观察识别理解各种良、恶性肿瘤的大体标本，掌握各自的肉眼形态特征，如外表形态、肿瘤大小、包膜有无、生长方式、颜色等。
2. 观察各种良、恶性肿瘤的显微镜下特征，如组织分化程度、核分裂象等，理解肿瘤组织结构的异型性和细胞的异型性，从而区别良、恶性肿瘤。
3. 绘制部分良、恶性肿瘤组织学图像，以增加形态学知识的理解。
4. 病例讨论。
5. 课堂小结。

相关理论复习及实验

◆ 肿瘤的概念

肿瘤（tumor）是机体在各种致瘤因素的作用下，局部组织细胞在基因水平上失去对其生长的正常调控，导致克隆性异常增生而形成的新生物（neoplasm）。这种新生物常形成局部肿块。肿瘤细胞是正常细胞变化来的，与正常细胞相比有两个特点：

1. **异常增生**　肿瘤细胞失去分化为成熟细胞的能力，是一种异常增生。
2. **增生失控**　肿瘤细胞的增生失去了控制，即使致瘤因素已不存在，仍能持续性生长。机体在生理状态下及在炎症、损伤修复等病理状态下也常有组织、细胞增生。它们有3个特性：

（1）增生的组织能分化成熟，并在一定程度上能恢复原来正常组织的形态、代谢和功能。

（2）这类增生有一定的限度，增生的原因一旦消除后就不再继续增生。

（3）这类增生是针对一定刺激或损伤的适应性反应，皆为机体生理所需。因此肿瘤性增生与肿瘤增生不同，两者有本质的区别。

◆ 肿瘤的实质与间质

1. 肿瘤的实质 就是肿瘤细胞，是肿瘤的主要成分。肿瘤的生物学特点及每种肿瘤的特殊性都是由肿瘤的实质决定的。机体内几乎任何组织都可发生肿瘤，因此肿瘤实质的形态也多种多样。通常根据肿瘤的实质形态来识别各种肿瘤的组织来源进行肿瘤的分类、命名和组织学诊断，并根据其分化成熟程度和异型大小来确定肿瘤的良、恶性。

2. 肿瘤的间质 一般系由结缔组织和血管淋巴组织组成，起着支持和营养的作用；通常生长快的肿瘤，其间质血管多较丰富而结缔组织较少；生长缓慢的肿瘤，其间质血管则较少。肿瘤间质内往往有或多或少的淋巴细胞等单个核细胞浸润，这是机体对肿瘤组织的免疫反应。

◆ 肿瘤的肉眼形态

1. 肿瘤的数目 通常一个，有时可为多个。

2. 肿瘤的大小 小者仅数毫米，如原位癌，大的可达数十厘米，如卵巢浆液性囊腺瘤。生长在体表或腹腔内的肿瘤可以长得很大，而生长于密闭腔道则相反。

3. 肿瘤的颜色 一般肿瘤的切面多呈灰白或灰红色，可因其含血量的多寡、有无变性、坏死、出血，以及是否含有色素等而呈现各种不同的色调。有时可从肿瘤的色泽大致推测其为何种肿瘤，如血管瘤多呈红色或暗红色、脂肪瘤呈黄色、黑素瘤多呈黑色、绿色瘤呈绿色等。

4. 肿瘤的包膜 良性肿瘤有完整包膜，与周围组织分界清楚，容易摘除；恶性肿瘤多无包膜，与周围组织分界不清，不容易完整切除。

◆ 肿瘤的生长速度

1. 分化好的良性肿瘤 生长较缓慢，有几年甚至几十年。如果一个良性肿瘤生长速度突然加快，就要考虑发生恶性转变的可能。

2. 分化差的恶性肿瘤 生长较快，短期内即可形成明显的肿块，并且由于血管形成及营养供应相对不足，易发生坏死、出血等继发改变。

◆ 肿瘤的生长方式

1. 膨胀性生长 是大多良性肿瘤的生长方式，推开周围组织，有完整包膜，容易摘除。

2. 浸润性生长 是恶性肿瘤的生长方式，肿瘤细胞分化差、生长快，像树根扎入泥土，没有包膜，无界限，不易切除。

3. 外生性生长 发生在体表、体腔、管道器官内表面的肿瘤，可呈乳头状、息肉状、蘑菇状、菜花状等，可为良性，亦或恶性。

◆ 肿瘤的异型性

肿瘤无论在细胞的形态和组织结构上，都与其发源的正常组织有不同程度的差异，这种差异称为异型性（atypia）。异型性的大小反映了肿瘤组织的成熟程度，即分化程度，也就是它和正常来源细胞和组织的相似程度。异型性小者，说明它和正常组织相似，成熟程度高（分化程度高）；异型性大者，表示瘤组织成熟程度低（分化程度低）。区别异型性的大小是诊断肿瘤，确定其良、恶性的主要组织学依据。

1. 肿瘤细胞的异型性 良性肿瘤细胞的异型性小，一般与其发源的正常细胞相似。恶性肿瘤细胞常具有高度的异型性，表现为以下特点：

（1）瘤细胞的多形性：即瘤细胞形态及大小不一致。

（2）核的多形性：瘤细胞核大小、形状不一，染色深，核仁大，数目多。核分裂象增多，特别出现不对称性、多极性及顿挫性等病理性核分裂象时，对诊断恶性肿瘤具有重要意义。

2. 肿瘤组织结构的异型性 是指肿瘤组织在空间排列方式上（包括极向、器官样结构及其与间质的关系等）与其来源的正常组织的差异。良性肿瘤的组织结构与正常组织相似，异型性不明显；恶性肿瘤的组织结构异型性明显，瘤细胞排列更为紊乱，失去正常的排列结构、层次或极向。

◆ 肿瘤的扩散

概念：具有浸润性生长的恶性肿瘤，不仅可以在原发部位上继续生长、蔓延，而且还可以通过多种途径扩散至身体其他部位继续生长。连续不断地沿着组织间隙、淋巴管、血管或神经束侵入并破坏邻近正常器官或组织，且继续生长，称为直接蔓延（direct spread）。例如晚期子宫颈癌可蔓延至直肠和膀胱；晚期乳腺癌可穿过胸肌和胸腔甚至达肺。

◆ 肿瘤的转移

概念：瘤细胞从原发部位侵入淋巴管、血管或体腔，被带到他处而继续生长，形成与原发瘤同样类型的肿瘤，这个过程称为转移（metastasis），所形成的肿瘤称为转移瘤。良性肿瘤不转移，只有恶性肿瘤才可能发生转移。常见的转移途径有以下几种：① 淋巴道转移；② 血道转移；③ 种植性转移。

◆ 名词解释

1. 癌（carcinoma） 来源于上皮组织的恶性肿瘤称为癌。

2. 肉瘤（sarcoma） 起源于间叶组织的恶性肿瘤称为肉瘤。组织名称之后加"肉瘤"。

3. 癌肉瘤（carcinosarcoma） 即一个肿瘤中既有癌的结构又有肉瘤的结构，则称为癌肉瘤。

4. 癌前病变（precancerous lesions） 是指某些具有癌变潜能的良性病变，包括黏膜白斑、慢性子宫颈炎和子宫颈糜烂、乳腺纤维囊性变、大肠腺瘤、慢性萎缩性胃炎伴肠上皮化生、溃疡性结肠炎、皮肤慢性溃疡等。

5. 非典型增生（dysplasia, atypical hypeplasia） 是指增生的上皮细胞有一定程度的异型性，但不足以诊断为癌。

6. 原位癌（carcinoma in situ） 一般指癌组织仅限于黏膜上皮层内或皮肤表皮层内，累及上皮的全层，但尚未侵破基膜而向下浸润。

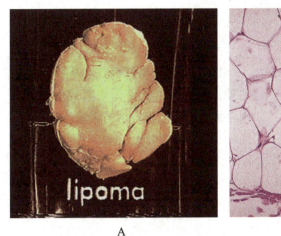 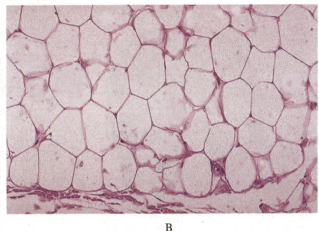

A　　　　　　　　　　　　　　　B

图 4-1　脂肪瘤（lipoma）

脂肪瘤是成人最常见的良性软组织肿瘤（图 4-1A）。肿瘤成扁圆分叶状，黄色，有完整包膜，极易切除。有的病人全身长有十几个，甚至几十个，称为脂肪瘤病。图 4-1B 为脂肪瘤显微镜下观，肿瘤由分化成熟的脂肪细胞构成，间质有少量纤维和血管，与正常脂肪组织无大差别。

图 4-2 为纤维瘤，肿瘤呈椭圆形，包膜完整，表面光滑。切面灰白色，质地硬，可见纵横交错编织排列的纤维束。

图 4-2　纤维瘤（fibroma）

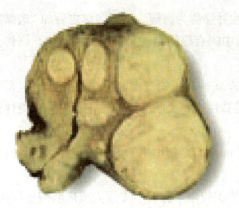

图 4-3 子宫多发性平滑肌瘤（leiomyoma）

图 4-3 示子宫切除后大体标本的切面，可见数个大小不等的肿瘤长在子宫壁肌肉内，边界清楚，灰白色编织状。该肿瘤的发生和雌激素相关，常导致子宫内膜不规则流血。

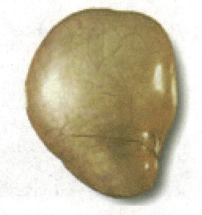

图 4-4 卵巢浆液性囊腺瘤（cystadenoma）

图 4-4 为卵巢浆液性囊腺瘤，包膜完整，表面光滑，可为单囊或多囊，囊内含大量肿瘤细胞分泌的浆液。

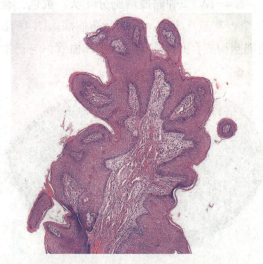

图 4-5 皮肤乳头状瘤（papilloma）

图 4-5 为皮肤乳头状瘤，肿瘤向皮肤表面生长，即外生性生长，形成多个乳头，表面覆盖皮肤鳞状上皮，轴心为结缔组织间质。

问题：

哪些部位发生的乳头状瘤容易恶变？

答：发生于外耳道、阴茎、膀胱和结肠的乳头状瘤容易恶变为癌。

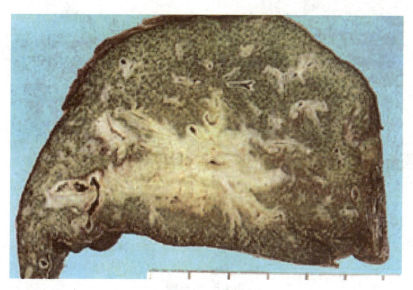

图 4-6　肝内胆管细胞癌

图 4-6 中切面见癌组织灰白色，无包膜，癌组织似螃蟹爪般的向四周浸润性生长，与周围组织界限不清。

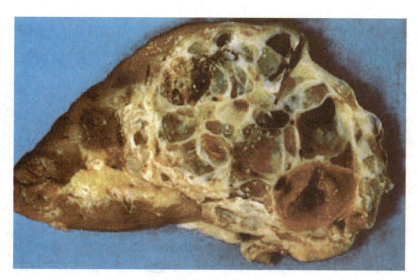

图 4-7　肾癌

图 4-7 中癌灶位于图中右侧，虽有包膜但不完整，称假包膜，由于癌组织有出血、坏死、囊性变等变化，切面呈红、黄、灰、白色相间状。左侧是被挤压的正常肾组织。

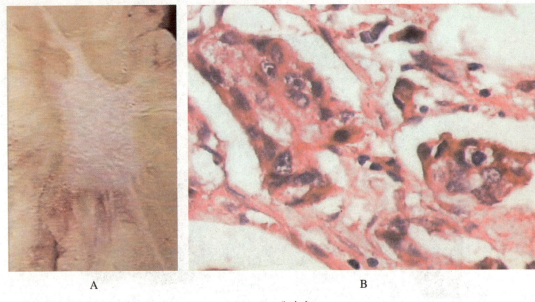

图 4-8 乳腺癌

图 4-8A 标本是切除的乳腺癌组织,切面可见癌组织浸润性生长,像螃蟹爪一样向周围伸出,无包膜,灰白色,质地硬。

图 4-8B 是乳腺癌镜下观,有数个癌性腺体、大小不等,癌细胞大、核仁大,有明显异型性。间质为血管和纤维组织。

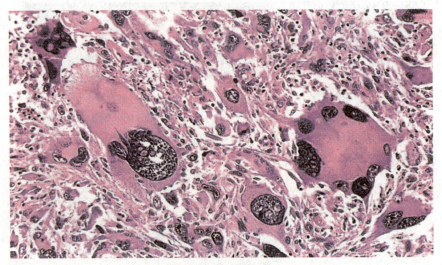

图 4-9 横纹肌肉瘤

图 4-9 中肿瘤细胞呈梭形或不规则形,大小差距极其显著,可见巨大的单核或多核肉瘤细胞,即细胞大、细胞核大、核仁大、染色深。

课堂作业练习页

姓名：_____ 班级：_____ 学号：_____

课堂绘图作业： 横纹肌肉瘤↓

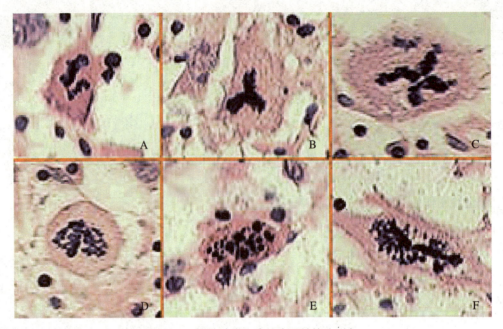

图 4-10 恶性肿瘤细胞的病理性核分裂象

图 4-10 中表现有不对称（A）、多极性（B、C）、顿挫性（D、E、F）的核分裂。病理性核分裂象对于恶性肿瘤的诊断具有重要意义。

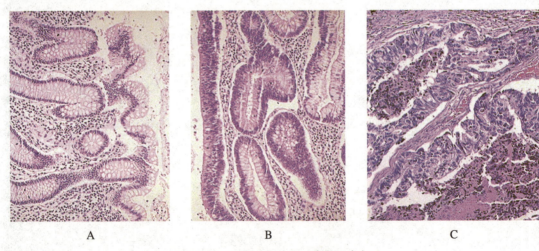

图 4-11 正常结肠黏膜、腺瘤及腺癌

图 4-11 显示肿瘤组织结构的异型性。图 4-11A 是正常结肠黏膜，腺体大小相等，排列整齐，上皮细胞位于腺体基膜侧。图 4-11B 是良性腺瘤，腺体和上皮细胞增生，但异型性小，与正常结肠黏膜相似。图 4-11C 是结肠腺癌，腺体大小和形状极不规则，癌细胞排列紊乱，多层次，无极向。

课堂作业练习页

姓名：_____ 班级：_____ 学号：_____

课堂绘图作业：病理性核分裂象↓

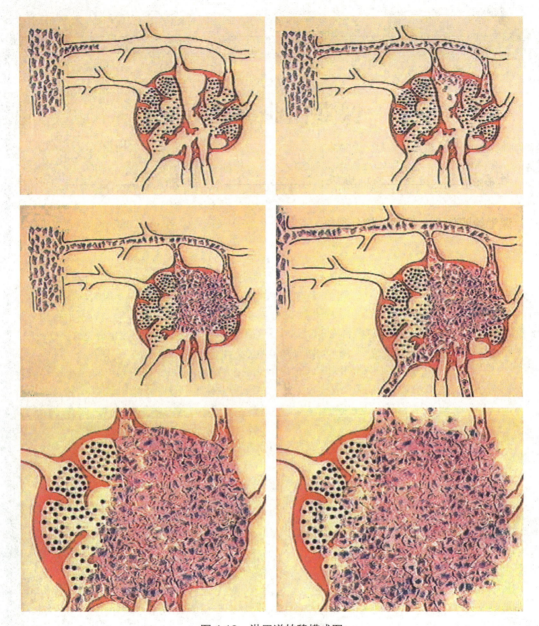

图 4-12 淋巴道转移模式图

问题：

1. 什么叫转移？

答：瘤细胞从原发部位侵入淋巴管、血管或体腔，迁徙到其他处继续生长，形成与原发瘤同样类型肿瘤的过程。

2. 肿瘤的转移方式有哪些？

答：有3种，即淋巴道转移、血道转移和种植性转移。

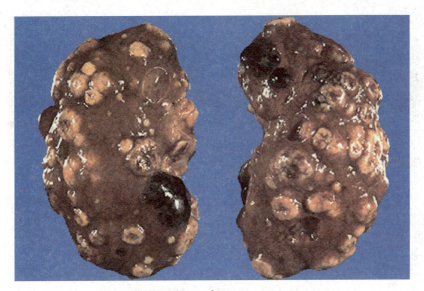

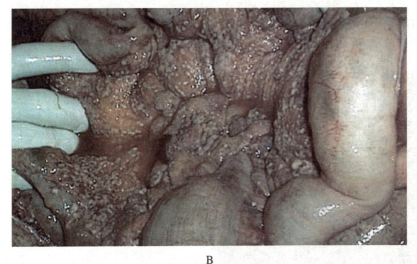

图 4-13 癌转移标本

图 4-13A 是肾转移癌,双肾表面散在多发转移癌结节;图 4-13B 是腹膜种植转移癌,图片显示打开的腹腔,腹膜表面可见大量粟粒大小、灰黄色转移的癌结节。

问 题:

何谓种植转移?
答:体腔内器官的肿瘤蔓延到器官外浆膜表面时,瘤细胞可以脱落并像播种一样,种植在体腔和体腔内各器官的表面,形成多个转移瘤,称为种植性转移。种植性转移常见于腹腔器官的癌瘤,如胃癌突破浆膜种植转移在腹腔脏器表面。

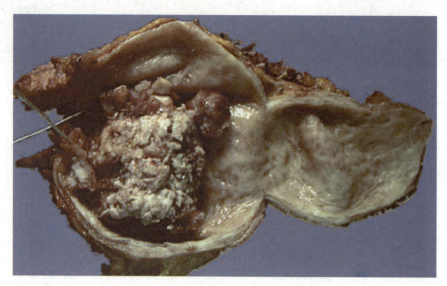

图 4-14　膀胱乳头状移行细胞癌

图 4-14 中癌组织浸润性和外生性生长，表面呈菜花样，有出血。

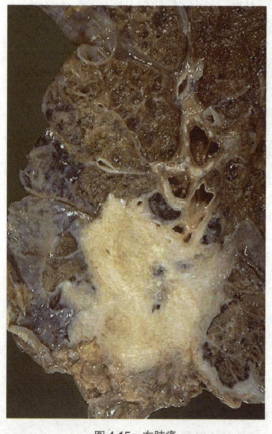

图 4-15 中右肺门处可见直径约 7 厘米 ×6 厘米的肿瘤，呈灰白色，质地硬，无包膜，部分支气管被癌组织破坏或包绕。

图 4-15　右肺癌

图 4-16 中癌细胞形成大小不等的癌细胞巢，癌巢中间的红色物质是角化物质，呈同心圆层状，称癌株，以此可判定为鳞状细胞癌。

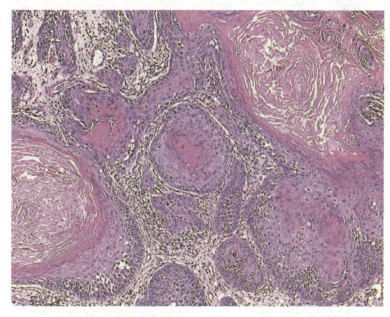

图 4-16 肺鳞状细胞癌（squamous cell carcinoma）

图 4-17A 示股骨上段膨大，肿瘤由骨皮质长出，侵入骨髓腔和周围组织形成肿块。切面呈灰白色鱼肉状。图 4-17B 示左股骨下端骨肉瘤 X 线正位像，见左股骨下端占位性病变，骨皮质破坏并有骨膜反应，肿瘤边缘呈锯齿状，说明肿瘤向周围软组织侵袭性生长。

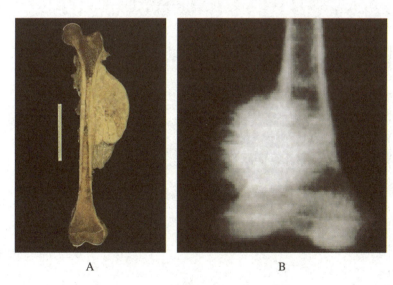

图 4-17 骨肉瘤（osteosarcoma）

问 题:

1. 什么是肉瘤?

答：间叶组织发生的恶性肿瘤称为肉瘤。

2. 骨肉瘤发生的特点有哪些?

答：好发于青少年，男性多见。多发生在股骨下端、胫骨上段或肱骨上端，高度恶性，预后极差。

课堂作业练习页

姓名:_____ 班级:_____ 学号:_____

课堂绘图作业: 肺鳞状细胞癌↓

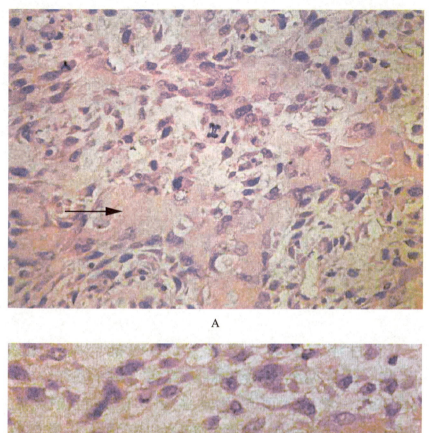

A

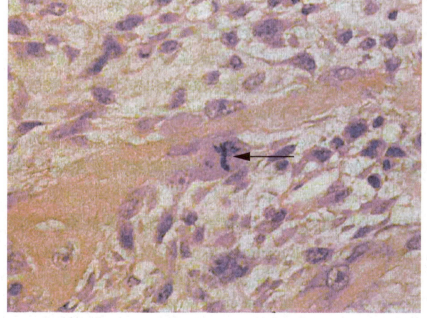

B

图 4-18　骨肉瘤镜下观

图 4-18A 中肿瘤细胞密集，核深染，大小不一，异型性明显。肉瘤组织中可见粉染均质的肿瘤性骨样组织（→），这是诊断骨肉瘤最重要的组织学标志。

图 4-18B 为骨肉瘤的高倍镜观察，瘤细胞形态大小不一，图中央可见一个病理核分裂象（←）。

病例讨论

病人，女，42岁。左乳房发现肿物3个月，开始为蚕豆大小，近半个月肿物生长加快。查体：左乳房外上象限有一质硬肿块，大小为3厘米×2厘米×3厘米，边界不清，活动度差。肿物表面皮肤呈橘皮样，乳头内陷。左腋窝可扪及蚕豆大的质硬淋巴结2个。

讨论题：
1. 此患者乳房肿块可能是什么性质的病变？并请说出诊断依据。
2. 左腋下的肿大淋巴结可能是什么病变？
3. 为什么乳腺癌常规进行细胞内的雌激素受体（ER）和癌基因C-erbB-2的免疫组织化学检测？

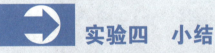

实验四 小结

肿瘤是机体在各种致瘤因素作用下，局部组织细胞的基因调控失常，导致克隆性异常增生所形成的新生物。肿瘤细胞由正常细胞转化而来，它具备两个特点：一是失去分化成熟的能力；二是失控性增生。

1. 肿瘤的实质就是肿瘤细胞，代表肿瘤的生物学特性。肿瘤的间质即一般的结缔组织和脉管。肿瘤无论在细胞形态和组织结构上，都与其发源的正常组织有不同程度的差异，这种差异称为异型性。肿瘤异型性是确定肿瘤良恶性的主要组织学依据。

2. 良性肿瘤常呈膨胀性生长，恶性肿瘤常为浸润性生长，而良性和恶性肿瘤均可呈外生性生长。恶性肿瘤细胞离开原发部位侵入淋巴管、血管或体腔，迁移到其他地方继续生长，形成与原发肿瘤一样类型的肿瘤的过程称为转移。肿瘤的局部浸润蔓延和转移是恶性肿瘤最重要的生物特征。

3. 肿瘤对机体的影响与其良恶性、大小和发生部位相关。良性肿瘤通常以局部压迫或阻塞为主。恶性肿瘤浸润破坏器官的结构和功能，可发生转移和导致恶病质。

4. 癌前病变是指某些具有癌变潜能的良性病变，包括黏膜白斑、慢性子宫颈炎和子宫颈糜烂、乳腺纤维囊性变、大肠腺瘤、慢性萎缩性胃炎伴肠上皮化生、溃疡性结肠炎、皮肤慢性溃疡等。非典型增生是指增生的上皮细胞有一定程度的异型性，但不足以诊断为癌。原位癌是指黏膜或皮肤的鳞状上皮重度非典型增生，虽然累及全层但尚未侵破基膜。

5. 肿瘤的外在病因有化学性致癌因素、物理性致癌因素和生物性致癌因素，而遗传、免疫、种族及年龄、性别和激素等都是肿瘤发生的内在因素。细胞基因的调控失常是肿瘤发生的关键，目前公认的观点为：① 原癌基因被致癌因素激活成癌基因，使细胞发生突变；② 肿瘤抑制基因失常。

实验五
心血管系统疾病

实习目标

1. 观察理解病理大体标本　动脉粥样硬化及其继发病变，冠状动脉粥样硬化，脑动脉硬化，大动脉瘤，心肌梗死及其继发病变，高血压病的心、脑、肾，风湿性心内膜炎，风湿性心外膜炎，细菌性心内膜炎，瓣膜病。
2. 观察理解病理组织图片　粥样斑块、心肌梗死、高血压病肾小动脉细动脉硬化、肾硬化、风湿性心肌炎。
3. 课堂绘图作业　肾细小动脉内膜玻璃样变和间质肌型小动脉内膜增生、风湿小体。
4. 课堂病例讨论　病例讨论1、病例讨论2。
5. 课堂小结。

相关理论复习及实验

一、动脉粥样硬化

◆ 动脉硬化的概念

动脉管壁增厚、变硬、弹性降低，称动脉硬化。

动脉硬化的分类：

1. **细动脉硬化**（见于高血压病）。

2. **动脉中膜钙化**（原因不明）。

3. **动脉粥样硬化**（atherosclerosis，AS） 是一种与脂质代谢异常及血管壁成分改变有关的动脉疾病，主要累及大中型动脉。其病变特点：血液中的脂质进入动脉管壁沉积，深部成分坏死、崩解形成粥样斑块，导致动脉增厚、变硬。

◆ 动脉粥样硬化发病的危险因素

1. **高脂血症** 动脉粥样硬化严重程度随血浆胆固醇水平的升高呈线性加重，特别是血浆低密度脂蛋白（LDL）（坏胆固醇）升高和血浆高密度脂蛋白（HDL）（好胆固醇）降低和发病率呈正相关。认为 LDL 胆固醇含量大，容易沉积在血管壁，而 HDL 可通过逆向运转而清除动脉壁的胆固醇。

2. **高血压** 高血压病人易发生动脉粥样硬化，且早而严重，好发于血管分叉、弯曲的地方，与压力大、内皮易受损有关。

3. **吸烟** 大量吸烟可致：① 血液一氧化碳浓度升高导致血管内皮受损；② 刺激内皮释放生长因子使中膜平滑肌细胞向内膜下移行；③ 血中 LDL 氧化，沉积于动脉壁。

4. **糖尿病和高胰岛素血症** 糖尿病病人血中胆固醇含量明显高于正常人，而高密度脂蛋白含量却较低；高血糖可使 LDL 氧化，促进血中单核细胞迁入内膜及转变为泡沫细胞。高胰岛素血症可促使动脉壁平滑肌细胞增生，吞噬脂质。

5. **雌激素的影响** 女性绝经前动脉粥样硬化发病率明显低于同龄男性，但绝经后则两性间差异消失。

◆ 动脉粥样硬化发病机制

1. **脂质的作用** 高胆固醇血症→内皮细胞功能障碍→氧化低密度脂蛋白（Ox-LDL）形成。其作用：① 对单核细胞有趋化作用，并与之结合而变成泡沫细胞；② 刺激生长因子、细胞因子升高，促使其对平滑肌细胞的趋化作用。

2. **内皮细胞损伤** 可以引发上述的机制。

3. **单核-巨噬细胞的作用** 单核细胞进入血管内皮，吞噬脂质，变成泡沫细胞。

4. **平滑肌增殖作用** 平滑肌细胞进入内膜后，变成平滑肌型的吞噬细胞，使吞噬脂质变成泡沫细胞。

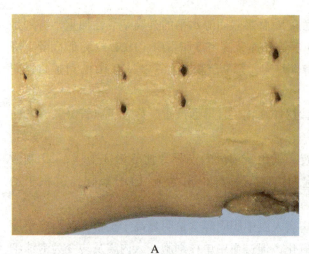
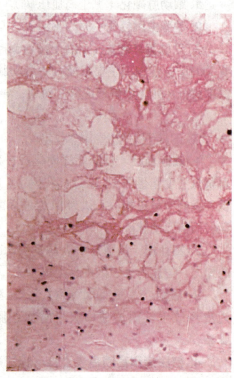

A   B

图 5-1 主动脉粥样硬化脂斑脂纹期（fatty streak）

图 5-1A 中动脉内膜可见黄色粟粒大小脂斑和条纹状的脂质沉积。图 5-1B 为显微镜观察，脂斑内沉积的脂质被吞噬细胞吞噬变成泡沫细胞，泡沫细胞肿大，胞质内充满脂质空泡，核位于中央或周边。

问题：

1. 何谓动脉粥样硬化？

答：它是一种与脂质代谢异常及血管壁成分改变有关动脉的疾病，主要累及大中型动脉。其病变特点是：血液中的脂质进入动脉管壁沉积，深部成分坏死、崩解形成粥样斑块，导致动脉增厚、变硬。

2. 泡沫细胞是由什么细胞变来的？

答：泡沫细胞来源于单核-巨噬细胞和动脉中膜的平滑肌细胞吞噬脂质而成。

3. 脂斑能够消除吗？

答：脂斑脂纹是可逆性病变，去除病因就可以消失。

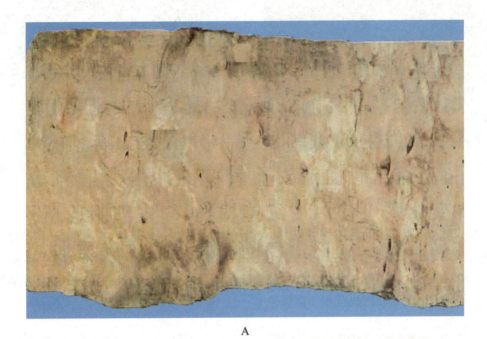

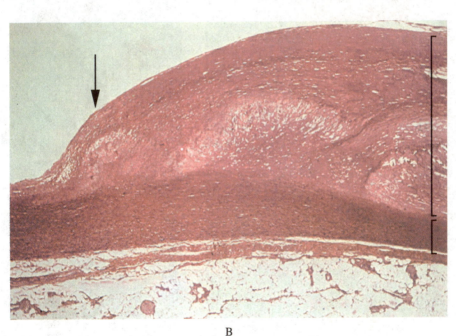

图 5-2　主动脉粥样硬化，纤维斑块（fibrous plaque）期

图 5-2A 为大体标本，可见动脉内膜表面形成大小不等、不规则、隆起于内膜的黄色斑块，斑块表层有纤维增生。图 5-2B 是组织切片高倍放大，表面为由胶原纤维、弹性纤维和平滑肌细胞组成的纤维帽（↓），其下方为脂质沉积区。

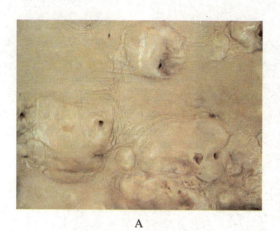
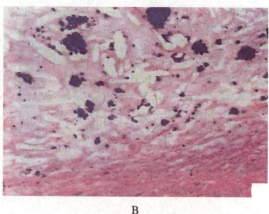

图 5-3 主动脉粥样硬化，粥样斑块期

图 5-3A 肉眼观主动脉内膜可见大小不等的隆起的黄白色斑块，特别是在动脉分支的开口处多见，由于斑块呈黄色，类似于玉米粥，故称粥样斑块（atheromatous plaque）或粥瘤（atheroma）。图 5-3B 组织学切片高倍镜示斑块内有大量粉染的无定形物质、胆固醇结晶（菱形空白区）和钙盐沉积（蓝黑色）。

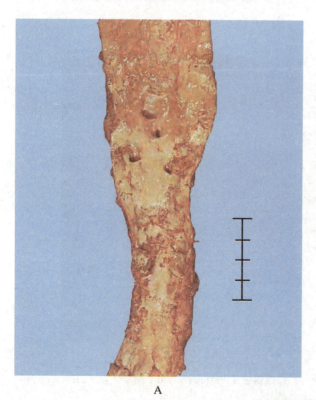
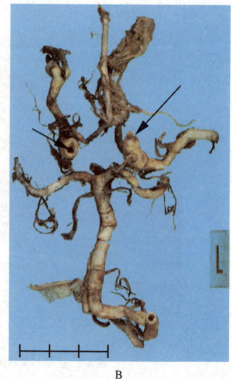

图 5-4 动脉粥样硬化斑块

图 5-4A 示动脉壁硬化斑块融合，图 5-4B 示脑底动脉粥样硬化，从外膜即可看到动脉壁斑块沉积，动脉变黄、变硬，管腔狭窄。

问 题:

脑动脉粥样硬化可引起什么后果？

答：由于血管腔狭窄而影响血流所致：（1）脑组织长期供血不足引起脑萎缩，大脑皮质变薄，脑回变窄，甚至智力减退；（2）斑块阻塞管腔或因继发血栓，导致脑梗死（脑软化）；（3）形成动脉瘤，血压升高可引起动脉瘤出血，累及生命。

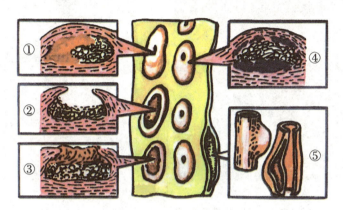

图 5-5　动脉粥样硬化的复合病变示意图
①斑块内出血；②斑块破溃；③斑块表面血栓形成；④钙化；⑤动脉瘤形成

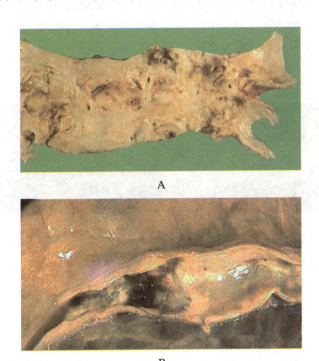

图 5-6　动脉壁粥样斑块出血

图 5-6A 示主动脉粥样斑块破裂出血；图 5-6B 示心脏冠状动脉粥样硬化斑块出血。

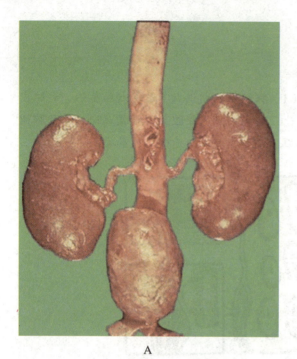
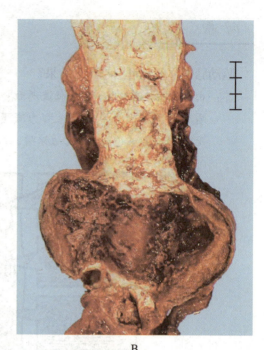

图 5-7 动脉粥样硬化（atherosclerosis）之腹主动脉瘤

由于斑块处动脉壁变得很薄弱，在血流冲击下容易膨出形成动脉瘤。图 5-7A 示腹主动脉近髂动脉分叉处形成的主动脉瘤，直径为 6~7 厘米。动脉瘤很容易引起破裂，造成腹腔大出血。图 5-7B 为剪开的腹主动脉及动脉瘤。腹主动脉内膜可见重度粥样硬化改变（粥样斑块融合成片），动脉瘤内可见粥样物质、溃疡和血栓形成。

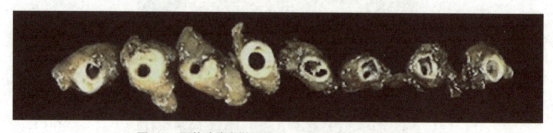

图 5-8 冠状动脉粥样硬化（coronary atherosclerosis）

图 5-8 中从左到右依次排列着粥样硬化的左冠状动脉前降支的从近端到远端的横断面，左边近端动脉粥样硬化更严重、管腔更狭窄。

问 题：

冠状动脉粥样硬化病变如何分级？
答：根据管腔的狭窄程度分为 4 级：Ⅰ级 ≤ 25%；Ⅱ级 26%~50%；Ⅲ级 51%~75%；Ⅳ级 > 76%。

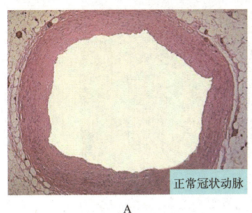
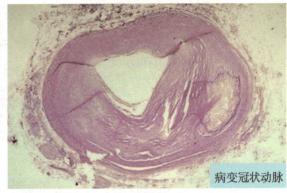

图 5-9　冠状动脉粥样硬化低倍镜观察

图 5-9A 为正常冠状动脉，图 5-9B 为发生粥样硬化的冠状动脉，其动脉壁有粥样斑块形成、纤维增生，管腔狭窄已超过 75%。

问　题：

1. 冠状动脉管腔狭窄，供血不足，可产生什么后果？

答：可以引起冠状动脉粥样硬化性心脏病。

2. 冠心病有哪几种类型？各自的缺血特点是什么？

答：冠心病有 3 种类型：① 心绞痛，是由于心肌暂时性缺血、缺氧引起；② 心肌梗死，是由于心肌急性持续性缺血、缺氧引起；③ 心力衰竭，是由于心肌长期慢性缺血、缺氧引起。

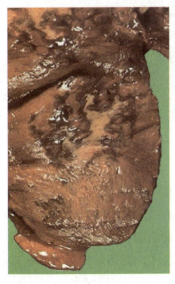
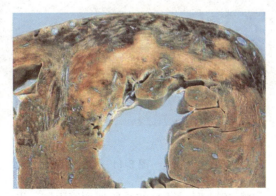

图 5-10　心肌梗死（myocardial infarction）

图 5-10A 示左心室前壁新鲜梗死（黄色区域）；图 5-10B 示左心室前壁陈旧性心肌梗死。梗死心肌呈灰白色，逐渐形成了瘢痕。

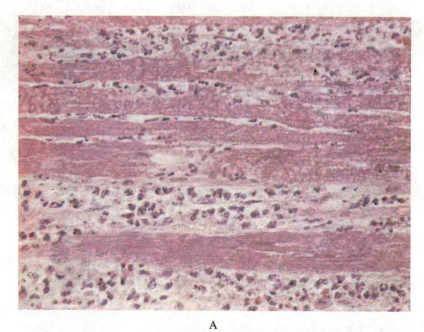

A

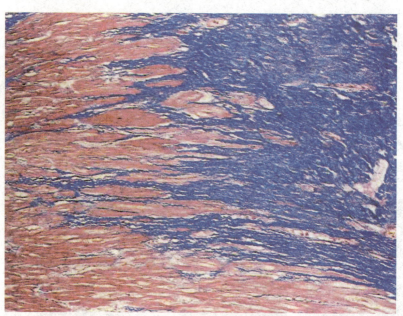

B

图 5-11 心肌梗死

图 5-11A 为发病 48 小时后死亡的心肌梗死镜下图，图中见心肌纤维细胞核消失，细胞质模糊、横纹消失。心肌间质内可见大量的中性粒细胞浸润。图 5-11B 为陈旧性心肌梗死（发病 2 个月后死亡尸检）镜下图。左侧红色部分为正常的心肌；右侧为大面积梗死的心肌，由于时间较久，梗死心肌已被肉芽组织和纤维组织取代。该切片用 Mallory 染色法，将纤维组织染成蓝色。

图5-12中见梗死发生在室间隔及左室前壁，梗死的心肌已变成灰白色瘢痕，红色箭头处为附壁血栓。

问题:

1. 为什么该处心内膜会形成血栓?

答：该处心内膜受心肌梗死影响而内皮有损伤，加之心室内血液涡流。

2. 该血栓的结局如何?

答：机化或脱落，在动脉系统内的器官形成栓塞。

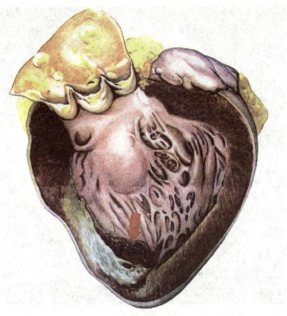

图5-12 心肌梗死并发附壁血栓模式图

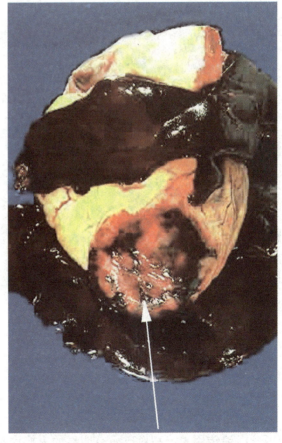

图5-13中箭头处是左室壁心肌梗死破裂处，血液流入心包腔，患者因心包填塞而致急性心源性休克死亡。周围黑色的凝血块是填塞在心包腔内的凝血。

图5-13 心肌梗死，心脏破裂

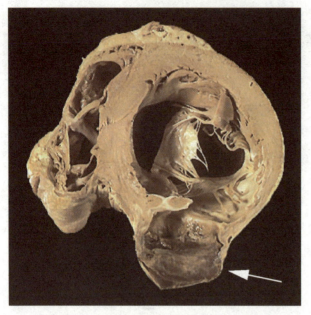

图 5-14 左心室前壁心肌梗死室壁瘤（箭头）

问题：

室壁瘤是如何发生的？结局如何？

答：室壁瘤是梗死区瘢痕组织在心室内压力作用下局限性向外膨出而成。在心室瘤的基础上，可继发附壁血栓、心力衰竭和心律紊乱。

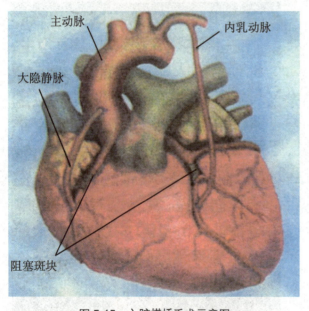

图 5-15 心脏搭桥手术示意图

图 5-15 示意左冠状动脉前降支和右冠状动脉搭桥。图示左侧的内乳动脉是从病人本人的乳房内侧取出来的一段，将其上端连接（吻合）左锁骨下动脉，下端连接在左前降支血管阻塞部位的下端；图示右侧的大隐静脉是从病人大腿外侧的大隐静脉上取下来的一段，将其上端直接吻合在升主动脉壁上，下端连接在右冠状动脉血管阻塞部位的下端。目前世界搭桥手术最多已经达到 9 条线路。

二、高血压病

◆ 高血压病的病因

1. 遗传因素 高血压病有明显的家族聚集倾向，占 75%，研究发现血管紧张素编码基因变异；研究还发现一种激素能影响钠泵→细胞内钠离子↑→血管反应增强→血压↑。

2. 高盐饮食 高盐饮食导致钠水潴留→血容量增加，血压↑。

3. 社会职业因素 如司机、金融炒股等紧张工作人群血压↑，发病多于其他人群。

◆ **高血压病发病机制的三个环节**

1. 钠水潴留使血容量增加→血压↑。
2. 血管收缩反应性增高→外周阻力↑，血压↑。
3. 血管壁平滑肌增生，血管管壁增厚、管腔狭小→阻力增加→血压↑。

◆ **缓进型高血压按病变发展过程的分期**

缓进性高血压又称良性高血压，占全部高血压人数的95%。

1. 功能紊乱期 病理表现为细小动脉间歇性痉挛，临床表现为血压波动性升高，休息后好转。

2. 动脉病变期 病理表现为细小动脉壁的玻璃样变和硬化，血压持续升高，失去波动性，吃降压药才能控制血压的升高。

3. 内脏病变期

（1）心脏病变：左心室代偿性肥大，可达400~800克（正常250~350克，相当于每个人自己手的拳头大小），左心室壁肥厚，由于心脏整个体积增大，似牛的心脏，故有牛型心之称。由于左心室腔无扩张，故称向心性肥大。

（2）肾脏病变：小动脉硬化性肾硬化，肾脏体积变小、重量减轻、质地变硬，表面呈细颗粒状，称原发性颗粒性固缩肾。

（3）脑的病变（脑水肿、脑软化、脑出血）

1）脑水肿：脑细小动脉痉挛、硬化，通透性升高，血浆外渗→脑水肿，临床表现头晕眼花，严重脑水肿→高颅压→头疼、呕吐、视物障碍，称高血压脑病（hypertensive encephalopathy）。如果病人出现抽搐昏迷，则称为高血压危象。

2）脑软化：脑组织缺血坏死，形成液化灶。

3）脑出血（脑卒中、中风）

a. 部位：基底节，内囊多见，其次是大脑白质、脑干、小脑。

b. 机制：① 脑组织中细小动脉变硬、变脆，血压突然升高，可使血管破裂出血；② 脑组织中细小动脉易形成微小动脉瘤，血压剧烈波动可使动脉瘤破裂出血；③ 基底节的供血血管豆纹动脉从大脑中动脉呈直角分出，当中动脉血压较高时，可使已变脆、变硬的豆纹动脉破裂出血。

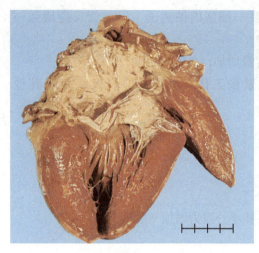

图 5-16　原发性高血压左心室向心性肥大

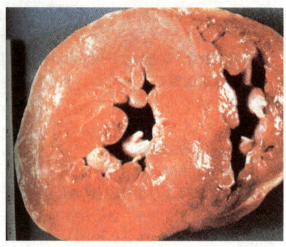

图 5-17　原发性高血压左心室向心性肥大横切面图

图 5-16 示心脏体积增大，重 560 克（正常 250~300 克），左心腔肉柱和乳头肌增粗，心壁增厚（达 2 厘米）。

图 5-17 示左心腔肉柱和乳头肌增粗，心壁增厚，左心腔无扩张，且相对较小，故称为向心性肥大。

问　题：

心脏肥大有什么代偿意义？失代偿的结果是什么？

答：心脏肥大收缩力增加，以维持正常的心脏输出量，供应机体的需要。如果失代偿，心肌收缩力减弱，可导致心脏扩张和心力衰竭。

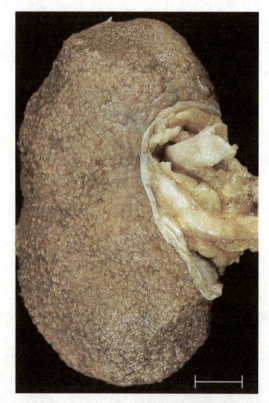

图 5-18　高血压晚期小动脉硬化性肾硬化

图 5-18 示肾脏缩小，重量减轻，表面呈均匀一致的细小颗粒状，又称原发性颗粒性固缩肾。

问　题：

为什么会发生这种改变？这种改变的后果是什么？

答：见图 5-20 说明。

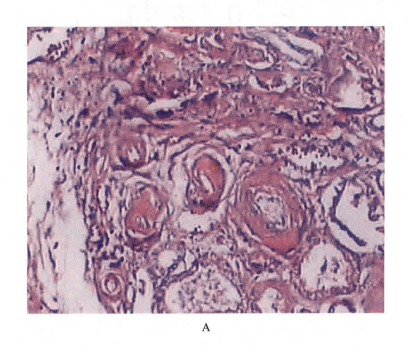

A

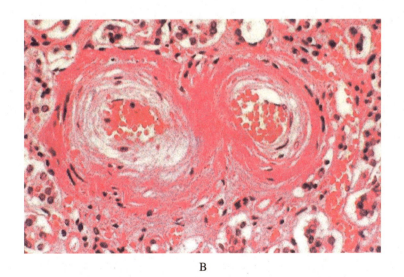

B

图 5-19 肾小动脉变化

图 5-19A 示肾细小动脉内膜玻璃样变,管腔狭窄,引起肾组织缺血;图 5-19B 示肾肌型小动脉硬化,可见间质肌型小动脉内膜增生,呈洋葱皮样改变,管腔狭窄。

课堂作业练习页

姓名：_____ 班级：_____ 学号：_____

课堂绘图作业： 肾细小动脉内膜玻璃样变

间质肌型小动脉内膜增生↓

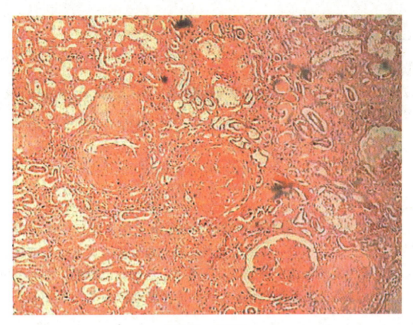

图 5-20 肾硬化

图 5-20 中由于细动脉和小动脉病变导致肾小球缺血纤维化,该小球所属肾小管和间质亦发生纤维化。图中可见数个纤维化玻璃样变的肾小球,因间质纤维化,纤维收缩而集中在一起,周围是相对轻微的肾单位代偿性增大,因而肾脏肉眼表面呈微细颗粒状。

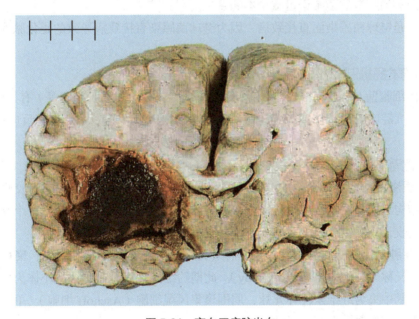

图 5-21 高血压病脑出血

图 5-21 示右侧大脑半球内囊出血,出血灶直径 5 厘米,内囊组织全部破坏,出血灶周围脑组织充血。

问 题：

为什么脑出血多发生在内囊？
答：供应内囊血液的动脉是豆纹动脉，该动脉从大脑中动脉直角发出，承受压力较大，故而容易发生破裂出血。

三、风湿病

◆ **风湿病的简介**

　　风湿病是一组与 A 组乙型溶血性链球菌感染有关的变态反应性疾病。病变主要侵犯全身结缔组织，以及心脏、关节、皮肤、脑、血管等处，尤以心脏感染病变最为严重。临床表现常为发热、关节肿痛、皮下小节、红细胞沉降率（血沉）快、抗溶血性链球菌"O"升高等。儿童青少年多发，阴冷潮湿地区多发，南方多于北方，秋冬春季多发。

◆ **风湿病与 A 组乙型溶血性链球菌感染相关，其相关的证据如下**

　　1. 好发季节与链球菌性咽喉炎的流行季节相同。
　　2. 多数病人发病前 2~3 周有链球菌感染史，95% 患者血中抗链球菌抗体滴定度增高。
　　3. 预防和治疗链球菌感染可减少本病发生。
　　4. 并非是链球菌感染而直接致病，因为链球菌感染直接致病导致的是化脓性炎症。

◆ **风湿病的发病机制**

　　链球菌细胞壁 C 抗原或 M 抗原和结缔组织细胞成分（如心肌细胞等）有共同抗原性，机体产生的抗链球菌 C 抗体或 M 抗体与结缔组织细胞交叉反应，引起变态反应性炎症。

◆ **风湿病的基本病理变化**

　　1. 变质渗出期　　病变部位的结缔组织发生浆液和纤维素渗出，表现为胶原纤维肿胀断裂成无结构红染物质，似纤维素染色，故名纤维素样变性。此期约持续 1 个月，之后病变可完全吸收，或发生纤维化而愈合。
　　2. 肉芽肿期　　在变质渗出和纤维素样坏死的基础上，局部细胞增生、聚集形成风湿性肉芽肿，又称风湿小体（Aschoff body）。此期约维持 2~3 个月。风湿小体为典型的肉芽肿性病变，其中央为纤维素样坏死灶，周围聚集风湿细胞（Aschoff 细胞）。单核者切面呈枭眼状，纵切面形似毛虫。
　　3. 纤维化期（瘢痕期）　　又称愈合期，本期持续 2~3 个月。风湿性肉芽肿中的纤维素样坏死物被溶解吸收，肥大的风湿细胞逐渐转变为长梭形的纤维细胞。

图 5-22 为低倍镜观察心肌间质内有风湿小体形成。风湿小体具有病理诊断意义。

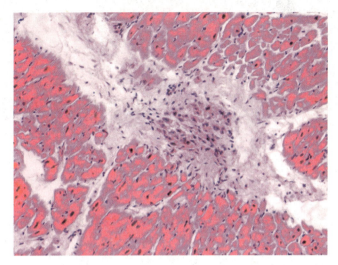

图 5-22　风湿小体（Aschoff body）

图 5-23 为在心肌间质发生变质、渗出的基础上，心肌局部间质细胞增生，积聚形成风湿性肉芽肿。

图 5-23A 示风湿性肉芽肿高倍镜观察，风湿细胞（阿少夫细胞，Aschoff cell）体积胖大，胞质丰富，核圆或卵圆形，染色质聚居在核中央，似猫头鹰眼睛，故称枭眼细胞。肉芽肿周围可见少量淋巴细胞和浆细胞。图 5-23B 为更高倍放大看风湿细胞。可见典型的枭眼状细胞（横切面观）和毛虫状细胞（纵切面观）。

问题：

风湿细胞是怎样演变而成的？

答：风湿细胞是由间质组织细胞和成纤维细胞增生、吞噬纤维素样坏死物质后转化而成。

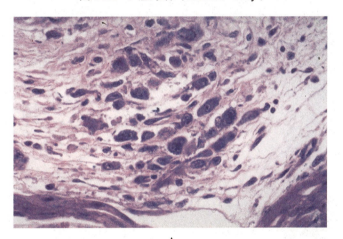

A

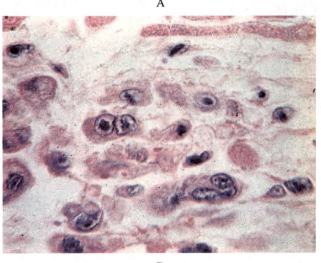

B

图 5-23　风湿性肉芽肿

课堂作业练习页

姓名：_____ 班级：_____ 学号：_____

课堂绘图作业： 风湿小体，阿少夫细胞↓

图5-24，二尖瓣闭锁缘上可见单行排列，粟粒大小，均匀一致，与瓣膜连接紧密的灰白色赘生物（小血栓↓），此乃风湿性心内膜炎特征性病变。

问题：

为什么会形成赘生物？赘生物由什么组成？赘生物的结局如何？病变反复发作能引起什么后果？

答：由于瓣膜发生风湿性病变损伤瓣膜上的内皮细胞，引起血小板沉积，赘生物由血小板组成，赘生物发生机化使瓣膜纤维化、瘢痕形成。病变反复发作即引起瓣膜增厚、变硬、缩短、瓣叶粘连，影响瓣膜功能而导致慢性心瓣膜病。

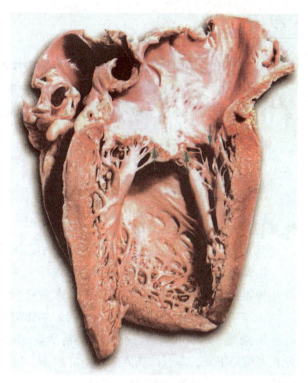

图5-24 风湿性心内膜炎（rheumatic endocarditis）

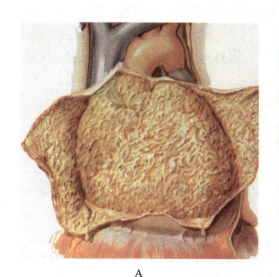
A

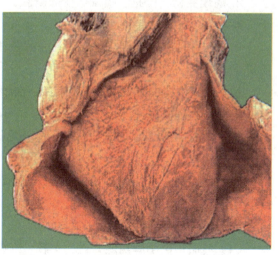
B

图5-25 风湿性心外膜炎（rheumatic pericarditis）

图5-25A为模式图，示剪开的心包膜，表面有大量灰黄色纤维素渗出物覆盖，呈绒毛状。图5-25B是真正的取自尸检的病理标本，形态和模式图相同。

问题：

心外膜渗出的是何种物质？绒毛心是如何发生的？其后果是什么？
答：心外膜渗出的是纤维素，渗出的纤维素覆盖在两层心包表面，因心脏搏动牵拉而成绒毛状，故称绒毛心。如果纤维素未能充分吸收，发生粘连、机化，可导致缩窄性心包炎，发生心力衰竭，危及生命。

四、感染性心内膜炎

◆ **急性感染性心内膜炎**

1. **病因** 多由金黄色葡萄球菌致病，引起瓣膜急性化脓性炎症。
2. **基本病变** 侵犯正常心内膜，多发于二尖瓣，其次为主动脉瓣。
   肉眼：瓣膜上形成庞大的赘生物，灰黄灰绿色，质松脆，易脱落。
   光镜：赘生物由脓性渗出物、血栓、坏死组织、大量细菌构成。
3. **结局** 本病起病急、病程短、病情严重，多数病人死亡，自从广泛的应用抗生素治疗，死亡率明显下降，幸存的病人瓣膜炎症消退，赘生物逐渐吸收或机化，瓣膜纤维化，斑痕形成，最终导致慢性心瓣膜病。

◆ **亚急性感染性心内膜炎**

1. **病因** 75%是草绿色链球菌。
2. **病理变化** 侵犯已经有病变的瓣膜，如风湿性心内膜炎、先天性心脏病等，多发于二尖瓣。
   肉眼：病变内膜上形成大小不一的赘生物，呈息肉状、菜花状或鸡冠状，干燥质脆，易脱落。
   镜下：赘生物由血小板、纤维蛋白、白细胞、坏死组织、细菌组成。
3. **临床病理联系**
   （1）赘生物机化，瓣膜收缩变形→瓣膜病；如果急性期瓣膜穿孔、腱索断裂→猝死。
   （2）败血症：赘生物内的细菌进入血流，大量繁殖并释放毒素，引起全身一系列症状。
   （3）脾肿大：败血症表现。
   （4）贫血：由于脾功能亢进，单核-巨噬细胞系统增生，以及草绿色链球菌的溶血作用所引起。
   （5）栓塞、梗死：赘生物脱落入血流，引起相应器官动脉的栓塞、梗死。

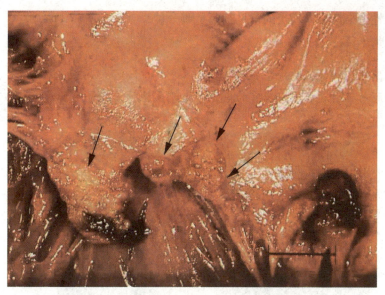

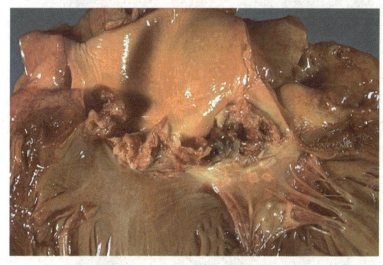

图 5-26　急性感染性心内膜炎和亚急性感染性心内膜炎（acute infective endocarditis and subacute endocarditis）

图 5-26A 为二尖瓣急性感染性心内膜炎，二尖瓣闭锁缘可见数个灰黄色巨大赘生物，质地脆，易脱落。图 5-26B 为主动脉瓣亚急性感染性心内膜炎。主动脉瓣心室面可见多个极不规则的灰黄菜花样或鸡冠样赘生物，质脆，极易脱落。

问 题：

1. 引起急性感染性心内膜炎的常见细菌是哪一种?

答：80% 为金黄色葡萄球菌。

2. 引起亚急性感染性心内膜炎的常见细菌是哪一种?

答：草绿色链球菌。

3. 赘生物脱落可引起什么后果?

答：赘生物脱落可引起体循环器官的栓塞、梗死或脓肿（因赘生物内含有细菌）。

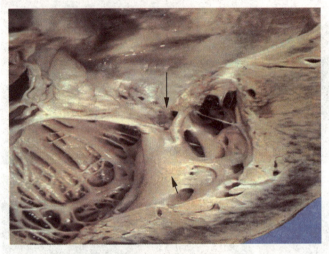

A

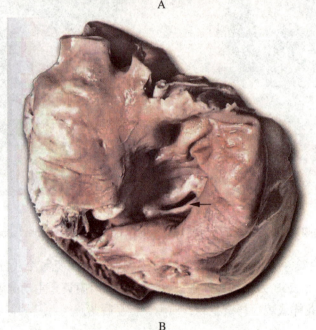

B

图 5-27　二尖瓣狭窄（mitral stenosis）

图 5-27A 标本是剪开的左心室，可见二尖瓣增厚、变硬、缩短、腱索增粗，两个瓣叶之间粘连（↓）。图 5-27B 是将左心房剪开从上面看房室孔，由于二尖瓣高度狭窄粘连，使房室孔变小而呈鱼口状，称鱼口状狭窄（←）。

问题:

发生心脏瓣膜病的原因是什么?

答：心脏瓣膜病病变除了少数是由于先天瓣膜发育异常外，绝大多数为风湿性心内膜炎和感染性细菌性心内膜炎引起，风湿性心内膜炎和感染性细菌性心内膜炎造成瓣膜机化、纤维化、玻璃样变、钙化，或引起瓣膜的破坏、穿孔、腱索融合缩短等，其结果使瓣膜增厚、变硬、卷曲、缩短和相邻瓣叶的粘连，从而导致狭窄或关闭不全，影响心脏功能——心脏瓣膜病。

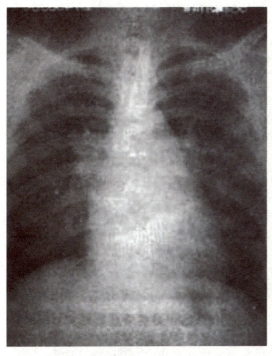 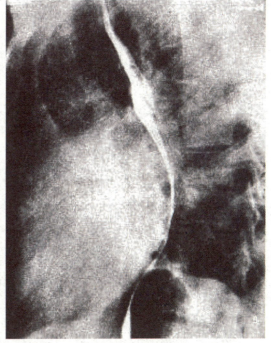

A. 二尖瓣狭窄 X 线检查：梨形心　　　　B. 二尖瓣关闭不全 X 线检查：球形心

图 5-28　二尖瓣狭窄和二尖瓣关闭不全的 X 线检查

问题:

心脏为什么会发生如此改变?

答：二尖瓣狭窄时，左房代偿性扩张肥大，而左室相对缩小，故呈梨形心；二尖瓣关闭不全时，左房因血液逆流使血量增多而扩张肥大，左室每次心舒期也接受过多血液而扩张肥大，其后左心失代偿、肺淤血，右心扩张肥大，心脏四腔均肥大，X线检查心脏呈球形。

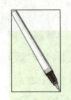

病例讨论 1

某男，51岁，上海海关某处行政副处长。体态较胖，嗜烟、酒。两年前已经检查发现血脂明显高于正常值且伴有高血压。近1个月劳累后常感胸闷，休息后好转。某日下班回家后突感胸骨后疼痛，并向左肩部放散，继而昏倒，四肢抽搐、呼吸困难，家属急送医院经抢救无效死亡。

尸检所见：心脏左冠状动脉前降支粥样斑块形成，管腔阻塞＞80%。左心室前壁心肌大面积坏死。

病理诊断：冠状动脉粥样硬化，心肌梗死。

讨论题：
1. 请指出该病人的哪些情况与冠心病的发病相关？
2. 该病人的死因是什么？

病例讨论 2

病人为9岁女童。因发热、痰中带血5天，下肢水肿2天入院检查。既往史：20天前曾患急性咽喉炎，经治疗好转。入院体检：病儿呈急性病容，端坐呼吸，体温38℃，脉搏145次/分，呼吸30次/分。口唇发绀，眼睑、下肢中度凹陷性水肿，颈静脉怒张。听诊双肺可闻及湿性啰音。叩诊心界扩大，心前区可闻及心包摩擦音。触诊肝在肋下1.5厘米，剑突下2.5厘米。实验室检查：抗溶血性链球菌"O" 800 U（正常值：兰兹、兰德尔法的测定为166 U以下），血沉45 mm/h。入院后经抗炎、利尿、强心等治疗，病情不见好转，终因呼吸、循环衰竭死亡。

尸检所见：颜面、下肢凹陷性水肿，双侧胸腔有黄色积液100毫升，心脏呈球形增大，心外膜附着一层淡黄色渗出物，绒毛状。全心扩张，左室为甚。二尖瓣肿胀增厚，闭锁缘可见一排粟粒大小，灰白色赘生物，与瓣膜紧密结合。

镜检所见：赘生物由血小板组成，心肌间质可见风湿小体形成。肺泡腔内充满水肿液并伴有红细胞。肝窦及中央静脉明显扩张淤血，脾窦扩张淤血。

讨论题：
1. 本病应诊断为何种疾病？其依据是什么？
2. 哪些症状与心脏功能障碍相关？

实验五　小结

1. 动脉粥样硬化的基本病变是大动脉内膜出现脂质沉积，纤维化和粥样斑块形成，致使动脉壁变硬，管腔狭窄以及继发出血、溃疡、血栓形成、钙化和动脉瘤形成。

2. 冠状动脉粥样硬化好发于左冠状动脉的前降支，其次为右主干、左主干、左旋支，故心肌梗死多发于左心室附近。冠心病的临床病理类型是心绞痛（心肌一过性缺血）、心肌梗死（心肌持续性缺血）和心肌纤维化（心肌慢性缺血）。

3. 原发性高血压分为缓进型和急进型两种。其发生与遗传、高盐饮食、社会心理、肥胖、吸烟等因素有关。高血压第三期可引起心、脑、肾等器官受损，表现为左心室向心性肥大、肾硬化（原发性颗粒性固缩肾），以及高血压脑病、脑软化和脑出血等。

4. 风湿病是与A组乙型溶血性链球菌感染有关的变态反应性疾病，病变主要侵犯全身结缔组织，尤以心脏病变为重。风湿性心内膜炎主要累及心瓣膜，特征性病变是在瓣膜闭锁缘上形成一排粟粒状均匀大小的赘生物（小血栓），病变反复发作、机化而引起瓣膜的增厚、变硬、缩短或粘连，导致瓣膜狭窄或关闭不全，影响心脏功能，最终导致慢性心脏瓣膜病。风湿性心肌炎病变特点是在心肌间质血管附近形成特征性的风湿性肉芽肿（阿少夫小体，Aschoff body）；风湿性心外膜炎表现为浆液性纤维素性心包炎，引起心包积液或绒毛心，绒毛机化形成缩窄性心包炎，影响心脏功能，危及生命。

5. 急性感染性细菌性心内膜炎多为败血症的合并症，常发生于正常瓣膜，主要累及二尖瓣，赘生物灰黄色、体积大；亚急性感染性细菌性心内膜炎常发生在有病变的瓣膜，主要累及二尖瓣和主动脉瓣，赘生物菜花状或鸡冠样。由于细菌性心内膜炎对瓣膜的损伤大，幸存的病人不可避免地发生慢性心脏瓣膜病。

实验六
呼吸系统疾病

实习目标

1. 观察理解病理大体标本　肺气肿、肺大泡、大叶性肺炎、肺肉质变、小叶性肺炎、肺硅沉着病（矽肺）。
2. 观察理解病理组织图片　慢性支气管炎、肺气肿、大叶性肺炎各期、小叶性肺炎、病毒性肺炎、硅沉着病结节。
3. 课堂绘图作业　大叶性肺炎灰色肝样变镜下、病毒性肺炎。
4. 课堂病例讨论　病例讨论1，病例讨论2。
5. 课堂小结。

相关理论复习及实验

一、慢性支气管炎

◆ **慢性支气管炎的概念、发病特点**

1. 慢性支气管炎是指气管、支气管黏膜及其周围组织的慢性非特异性炎症，是一种常见的慢性呼吸性疾病。
2. 任何年龄均可发病，但以中老年人多见，故有老慢支的称呼。

3. 易在冬、春季节发病，而夏秋季好转，故有民间顺口溜，称这样的病人是："冬天犯病，夏天还阳，一年有半年躺在炕上"。

4. 临床上病程较长，迁延不愈，反复发作。咳嗽、咳痰、喘息为主要症状。

◆ **慢性支气管炎的病理变化**

基本病变是呼吸道黏膜慢性增生性炎症，病变累及各级支气管，受累的细支气管越多，病变越重。

1. 黏膜上皮的损伤，黏膜上皮纤毛粘连、倒伏、减少甚至消失，纤毛—黏液排送系统受损，上皮细胞发生不同程度的变性、坏死、脱落。

2. 腺体增生、肥大、黏液化和退变，黏液分泌增多→黏液栓形成，可阻塞气管。

3. 支气管管壁病变早期支气管黏膜和黏膜下层血管充血、水肿、淋巴细胞和浆细胞浸润，反复发作，支气管壁平滑肌、弹性纤维及软骨破坏，结缔组织增生，管壁塌陷，管壁巨噬细胞、淋巴细胞和浆细胞等浸润。

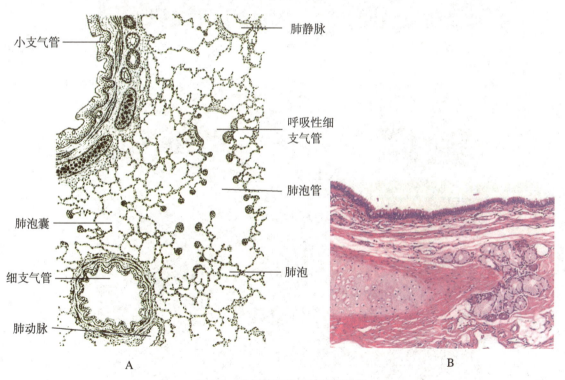

图 6-1 支气管和肺组织的组织学

图 6-1A 上方是小支气管断面，可见黏膜层、黏膜下层、平滑肌、腺体和软骨。下方是肺组织切面，可见细支气管、呼吸性细支气管、肺泡管、肺泡囊和肺泡。

图 6-1B 为支气管壁的组织学切片，黏膜表面覆盖假复层柱状纤毛上皮，黏膜下层可见纤维组织和血管，左下方是气管软骨，正下方为分泌黏液的腺体。

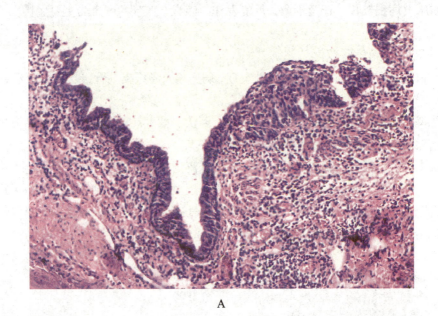

A

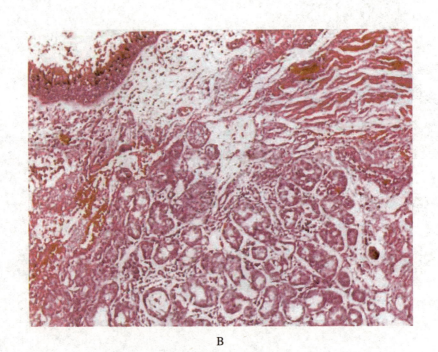

B

图 6-2 慢性支气管炎（chronic bronchitis）

图 6-2A 见表层上皮细胞有变性脱落、缺损，黏膜下可见大量的炎细胞浸润；图 6-2B 慢性支气管炎黏膜下可见大量的黏液腺体增生。

问题：

结合病理变化解释临床上病人为什么咳嗽、咳痰、喘息？

答：炎症反复刺激支气管，大量黏液分泌引起咳嗽咳白色泡沫痰或合并感染咳脓痰；炎症或过敏因素引起平滑肌痉挛及分泌物阻塞管道引起喘息。

二、肺气肿和肺心病

◆ 名词解释

1. **肺气肿** 肺气肿是指呼吸性细支气管以远的末梢肺组织因空气含量过多而呈永久性扩张并伴有肺泡间隔破坏的一种病理改变。

2. **肺心病** 由于肺气肿时肺泡间隔断裂，肺泡壁毛细血管床减少，引起肺循环阻力增加、肺动脉高压，从而影响右心的功能或功能障碍。这种由肺部病变原因导致的心脏病称为慢性肺源性心脏病，简称肺心病。

◆ 病因和发病机制

1. 细支气管阻塞性呼气不畅

（1）炎性渗出物 + 黏液 = 黏液栓→阻塞管道；

（2）吸气时由于管壁扩张而无大影响，但呼气时管壁回缩而管腔变小→呼气性呼吸困难→肺泡腔压力增大，残气量增加而扩张→肺气肿。

2. 细支气管壁和肺泡壁破坏 由于弹性纤维破坏而致支撑力下降，管壁塌陷→影响空气呼出，肺泡内残气量增加→肺气肿。

3. α_1-抗胰蛋白酶水平降低及其机制

（1）α_1-抗胰蛋白酶的作用是抑制弹性蛋白酶和胶原蛋白酶活性，如果 α_1-抗胰蛋白酶水平降低，则弹性蛋白酶和胶原蛋白酶活性增加，从而加强了对肺组织的溶解破坏。

（2）炎症刺激组织中氧自由基释放→ α_1-抗胰蛋白酶失活。

（3）吸烟者，烟草中的氧化剂能抑制 α_1-抗胰蛋白酶活性。

◆ 病理变化

1. 肉眼观察 双肺体积增大，边缘钝圆，色苍白，表面可见肋骨压痕，弹性降低，切面呈海绵状。

2. 镜下观 肺泡腔扩张，肺泡壁变薄，肺泡间隔断裂，扩张的肺泡融合成较大的囊腔。

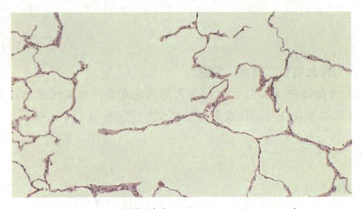

图 6-3 肺气肿（pulmonary emphysema）

图 6-3 中肺泡腔高度扩张，并可见某些肺泡孔扩大或肺泡壁断裂，肺泡壁受压变薄，毛细血管减少。

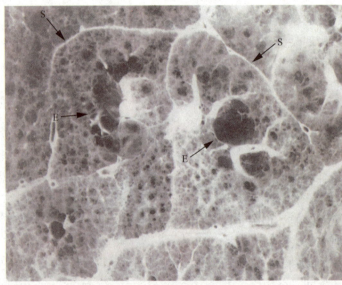

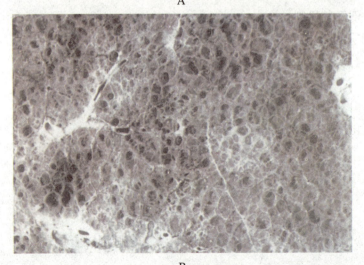

图 6-4 肺气肿大体标本切面

图 6-4A 是腺泡中央型肺气肿，特点是呈囊状扩张的呼吸性细支气管位于肺小叶中央，多见于嗜烟者；图 6-4B 是全腺泡型肺气肿，特点是整个肺小叶弥漫均匀扩张成小囊泡，呈海绵状。

问题：

两型肺气肿病理标本切面不同，各自的发生机制是什么？

答：腺泡中央型肺气肿时，炎症阻塞部位主要累及呼吸性细支气管，此段是因压力大而急剧扩张所致；全腺泡型肺气肿时炎症阻塞主要累及细支气管或小支气管，因而全小叶均匀压力增大而呈弥漫扩张。

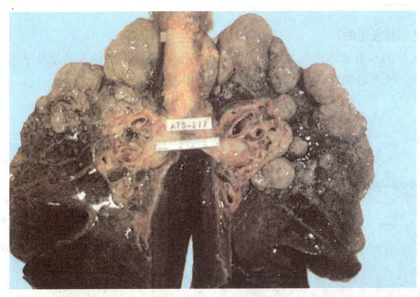

图 6-5 囊泡型肺气肿

某些全腺泡型肺气肿病例，由于肺泡破裂融合成许多超过 1 厘米或更大的囊泡，又称肺大泡，多见于肺尖。图 6-5 可见双肺尖部形成很多大泡。肺大泡破裂可引起气胸。

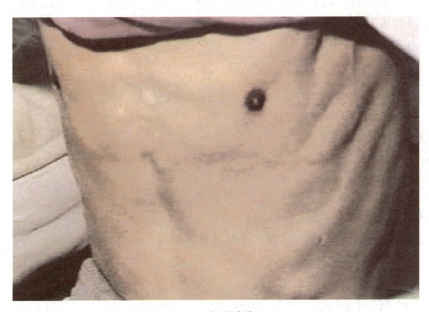

图 6-6 桶状胸病人

正常成人胸廓的左右径大于前后径，而肺气肿病人胸廓的前后径增大，使胸廓呈桶状，故称桶状胸，这是肺气肿病人的典型体征，见图 6-6。

问题：

桶状胸是怎样发生的？

答：肺气肿病人由于肺内残气量多、缺氧，为了补充氧气，病人总是处于用力吸气的状态。吸气时胸廓前后径增大，久而久之，变成桶状胸。

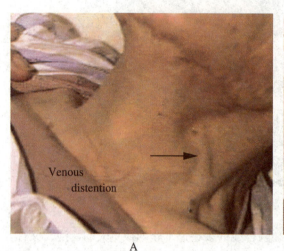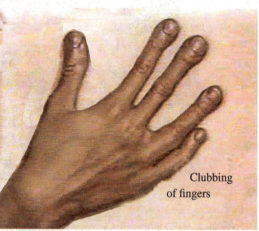

图 6-7　肺气肿、肺心病病人临床体征

图 6-7A 为肺气肿、肺心病病人颈静脉怒张（venous distention）；图 6-7B 为肺气肿、肺心病病人杵状指（clubbing of fingers），即手指末端粗大。

问题：

1. 颈静脉怒张的原因是什么？

答：肺气肿、肺心病病人出现右心功能不全时，上腔静脉回流压力增大，颈静脉流入上腔静脉压力亦增大而扩张。

2. 病人为什么会出现杵状指？

答：由于指端长期慢性缺氧、发绀，导致纤维组织增生所致。

三、大叶性肺炎

◆ 概述

1. 概念　大叶性肺炎是肺泡内以纤维蛋白渗出为主的急性渗出性炎症，病变始于局部肺泡，并迅速波及一个肺段乃至整个大叶，故名大叶性肺炎。

2. 临床表现 起病急、寒战、高热、咳嗽、咳铁锈色痰，并有胸痛、肺实变体征及血中白细胞升高。

3. 发病特点 本病好发于冬春季，多见于青壮年男性，病程约 1 周，体温下降、症状消失。

◆ 病因与发病机制

大叶性肺炎 95% 以上是由肺炎双球菌引起。感冒、疲劳、醉酒、雨淋等常是发病诱因。

◆ 病理变化及临床病理联系

病变特征是以肺泡内大量纤维蛋白渗出为主的炎症。多见于左肺下叶或右肺下叶，也可同时发生于两个以上肺大叶。病变可分为以下四期。

1. 充血水肿期 发病后 1~2 天。

肉眼观：病变肺叶充血肿大，重量增加，呈暗红色。切面可挤压出粉红色泡沫状液体。

镜下观：肺泡壁毛细血管扩张、充血，肺泡腔内可见大量淡红色浆液渗出，有少量红细胞、中性粒细胞和巨噬细胞。渗出液中可检出肺炎球菌（见图 6-8）。

临床表现：寒战、高热（毒血症）、咳嗽、咳粉红色泡沫痰；听诊闻及湿性啰音，血中白细胞升高。

2. 红色肝样变期 发病后 2~3 天。

肉眼观：病变肺叶肿大、重量增加、色暗红、质实如肝。切面粗糙软颗粒状，故有"红色肝变"之称（见图 6-9A、B）。

镜下观：肺泡壁毛细血管高度扩张、充血，肺泡腔内充满渗出物，内含大量纤维蛋白和红细胞，以及一定数量的中性粒细胞和巨噬细胞（见图 6-10A、B）。

3. 灰色肝样变期 发病后 4~6 天进入此期。

肉眼观：病变肺叶仍肿大，因充血消退，肺由暗红转为灰白，切面灰白干燥、颗粒状，质实如肝（见图 6-11A）。

镜下观：肺泡腔内炎症渗出物继续增加，充满大量中性粒细胞和致密的纤维蛋白网。红细胞消失。肺泡壁毛细血管受压，肺呈贫血状态（见图 6-11B）。

4. 溶解消散期 发病后 7 天进入此期。

肉眼观：病变肺叶体积基本恢复正常，质地变软，挤之可见少量脓性混浊液体溢出。

镜下观：肺泡腔内中性粒细胞大多变性、坏死、崩解。纤维蛋白网受中性粒细胞释出的溶蛋白酶的作用而逐渐溶解，随痰咳出。最终肺组织可完全恢复正常结构和功能。

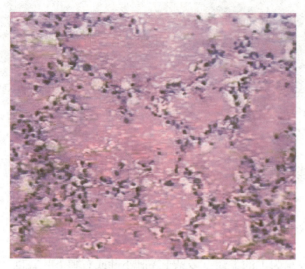

图6-8为发病最初1~2天，肺泡壁毛细血管充血，肺泡腔内出现大量浆液性渗出，染成粉色，并混有少量红细胞和白细胞。

图6-8 大叶性肺炎（lobar pneumonia）充血水肿期

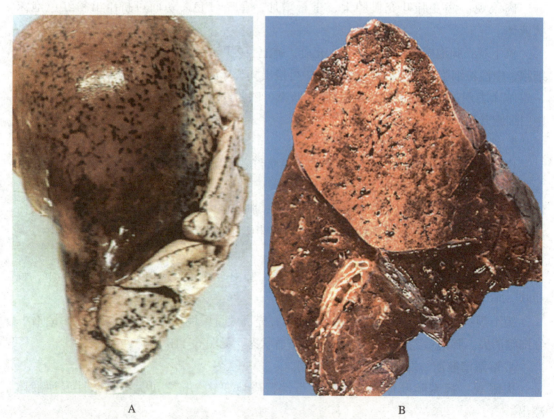

A　　　　　　　　　　　　　　B

图6-9 大叶性肺炎红色肝样变期（Ⅰ）

图6-9为发病第3~4天的变化。图6-9A示肺叶肿大，颜色暗红，质地变实如肝，图6-9B示切面颗粒状，主要是凝结于肺泡腔内的纤维蛋白渗出物凸出切面形成。

图 6-10A，示显微镜下观察肺泡壁毛细血管充血，肺泡腔内有纤维蛋白渗出，连接成网，网眼中含大量的红细胞、少量的白细胞。图 6-10B 示 X 线检查病变肺叶呈大片致密阴影（右下叶）。

问题：

1. 此期病人咳痰有何特点？

答：病人咳铁锈色痰，这是由于肺泡腔内的红细胞被巨噬细胞吞噬、崩解后，形成的含铁血红素混入痰中所致。

2. 临床检查有哪些体征？

答：患者可出现发绀和呼吸困难、咳铁锈色痰，胸部叩诊呈浊音，语颤增强，胸痛，X 线检查病变肺叶可见大片致密阴影。

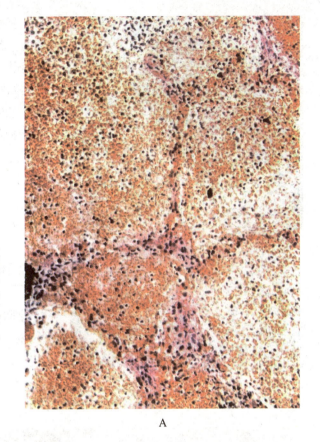

A

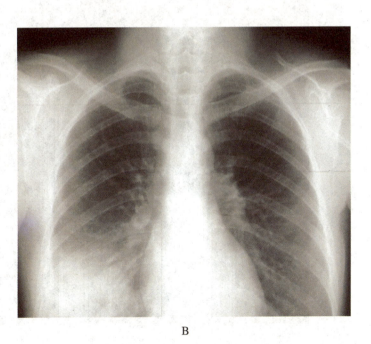

B

图 6-10　大叶性肺炎红色肝样变期（Ⅱ）

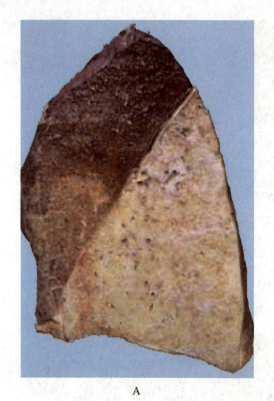

发病后第5~6天进入大叶性肺炎灰色肝样变期。图6-11A示肉眼见肺叶仍然肿大，但充血消退，故由红色转为灰白色，切面干燥颗粒状，质实如肝，故称灰色肝样变期。图6-11B示镜下肺泡腔内渗出继续增多，主要是纤维蛋白、中性粒细胞和巨噬细胞，而红细胞则大部分开始溶解消失，相邻肺泡腔内的纤维蛋白通过肺泡间孔相互链接（↘、↖）。由于渗出物压迫肺泡壁毛细血管，使之变窄，故病变肺叶呈贫血状态，颜色变灰，呈灰色肝样变。

问题：

此期病人缺氧发绀症状有所改善，为什么？
答：由于毛细血管受压狭窄，血液不流经病变肺部，故而静脉血氧不足的情况反而减轻，缺氧状况有所改善。

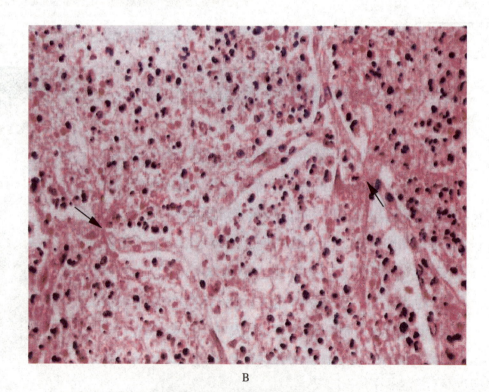

图6-11 大叶性肺炎灰色肝样变期

课堂作业练习页

姓名：_____ 班级：_____ 学号：_____

课堂绘图作业： 大叶性肺炎灰色肝样变期镜下↓

发病后 1 周左右进入大叶性肺炎溶解消散期。图 6-12 镜下见肺泡腔内渗出物大部分溶解消失，只余少量巨噬细胞，溶解的渗出物或被吸收或随痰咳出，肺组织重新通气，临床实变体征消失。

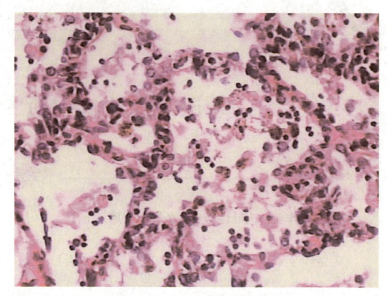

图 6-12　大叶性肺炎溶解消散期

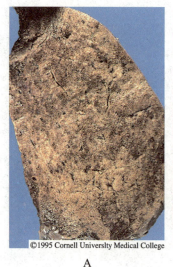
A

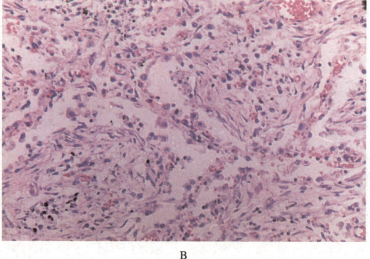
B

图 6-13　肺肉质变

肺肉质变是大叶性肺炎的并发症。图 6-13A 标本切面可见大片灰白色纤维性的肉芽组织；图 6-13B 镜下可见肺泡腔内充满纤维肉芽组织，病变肺不通气，故称肺肉质变。

问题：

肺肉质变的形成机制是什么？

答：由于渗出的白细胞较少或功能欠缺，或因渗出的纤维素过多而不能被完全吸收，最后发生机化而变成纤维肉芽组织。

四、小叶性肺炎

◆ 小叶性肺炎的简介

1. **定义** 以细支气管（肺小叶）为中心的肺的急性化脓性炎症。病变往往起始于小支气管或细支气管，而后向周围组织发展，形成小叶为单位的肺的化脓性炎症。多由化脓性菌感染引起，常为其他疾病并发症。

2. **临床表现** 发热、咳嗽、咳痰、呼吸困难等症状。

3. **年龄** 可发生于任何年龄，但主要发生于小儿、年老体弱或久病卧床者。

4. **常有诱发原因** 如急性传染病时继发本病（麻疹、流感、百日咳）；长期卧床病人（大手术后、心力衰竭、瘫痪病人）；全身麻醉或昏迷病人，以及异物误吸入肺者。

◆ 病理变化

病理变化以细支气管为中心的急性化脓性炎症，多累及两肺下叶。

1. **肉眼观** 病灶常呈散在性分布，大小不等，多数病灶直径约1厘米，形状不规则，呈灰红或灰黄色，质地变实。切面可见小的灰黄色实变灶，略隆起，病灶中央常见有细支气管断面，挤压时可见脓性渗出物流出（见图6-14A）。

2. **镜下观** 细支气管及周围肺泡腔内充满大量的脓性渗出物（内含中性粒细胞）（见图6-14B）。

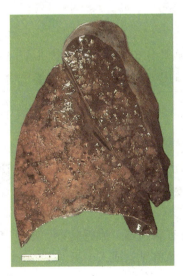 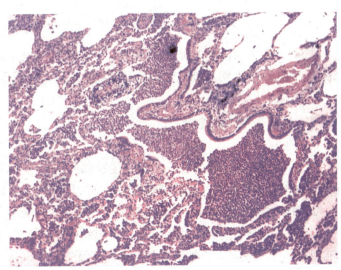

A B

图6-14 小叶性肺炎（lobular pneumonia）

图6-14A示两个肺叶表面和切面上可见以肺小叶为中心的炎症病灶，病灶散在分布，似梅花瓣样分布，大小不等（直径1厘米左右），灰黄色；图6-14B示显微镜低倍观察，右下角可见一个细支气管断面，管腔中是大量渗出的炎细胞，细支气管周围组织也呈现同样渗出性变化，病灶周围有健康肺泡。

问题:

1. 小叶性肺炎的炎症性质是什么?
答：化脓性炎症。

2. 小叶性肺炎最常发生在哪些群体?
答：儿童、老人、体弱多病者和久病卧床者。

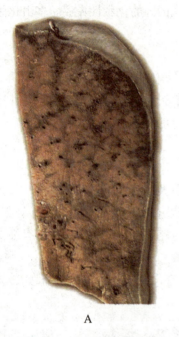
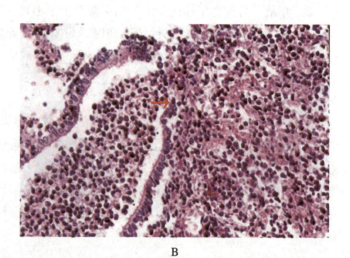

图 6-15　小叶性肺炎

图 6-15A 为大体标本切面，呈典型的以小叶为中心的病灶分布（梅花斑片状）；图 6-15B 为高倍镜观察，可见细支气管腔及周围肺泡腔内有大量的以中性粒细胞为主的渗出物。

五、间质性肺炎

1. **间质性肺炎的概念**　它是指发生在肺间质的急性渗出性炎症。表现为间质的血管充血、水肿，淋巴细胞、单核细胞渗出，而肺泡腔则无明显渗出。
2. **间质性肺炎的致病微生物**　有肺炎支原体和病毒。
3. **病毒性肺炎病因及发病特点**　引起病毒性肺炎的可有腺病毒、流感病毒、呼吸道合胞病毒、麻疹病毒、巨细胞病毒。本病好发于冬春季。儿童常见，成人少见。
4. **病理变化**

肉眼观：病变位于一侧肺，下叶多见，病灶多呈红、黄色，片状分布。

镜下观：病变主要表现为支气管、细支气管壁、小叶间隔及肺泡壁等间质充血、水肿，淋巴细胞和单核细胞浸润，肺泡壁明显增宽，而肺泡腔则无或少许渗出。病变严重的病毒性肺炎病例，肺泡腔内渗出严重，渗出物在肺泡腔面形成一层红染的膜状物质，称透明膜。在某些病毒性肺炎时，增生的肺泡上皮细胞内出现病毒包涵体。

课堂作业练习页

姓名：_____   班级：_____   学号：_____

课堂绘图作业： 小叶性肺炎病理组织学变化↓

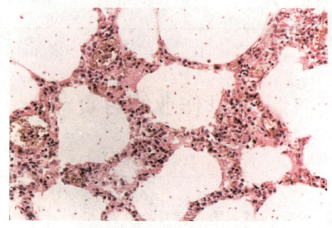

A. 支原体肺炎（mycoplasmal pneumonia）

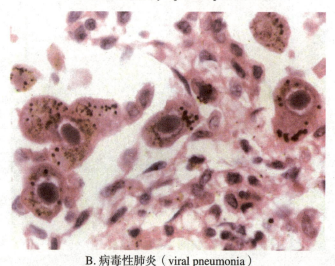

B. 病毒性肺炎（viral pneumonia）

图 6-16　间质性肺炎（interstitial pneumonia）

　　图 6-16A 为支原体引起的间质性肺炎。镜下可见炎症主要在肺泡间隔，表现为肺泡间隔增宽，血管扩张充血，淋巴细胞和单核细胞浸润，而肺泡腔内无渗出。图 6-16B 为病毒性肺炎。肺间隔内有大量淋巴细胞和单核细胞渗出（右下），肺泡腔内也有渗出，并可见含有巨大病毒包涵体的肺泡上皮细胞（据此可称巨细胞性肺炎），此为有诊断意义的病变。

问题：

1. 肺间质发生炎症的最严重症状是什么？

答：剧烈咳嗽，这是因为小支气管壁也有炎症，受炎症刺激所致。

2. 病毒性肺炎临床症状除剧烈咳嗽外，还有其他什么重要表现？

答：还有呼吸困难、发绀，这是由于肺泡间隔炎症和透明膜影响气体交换所致。

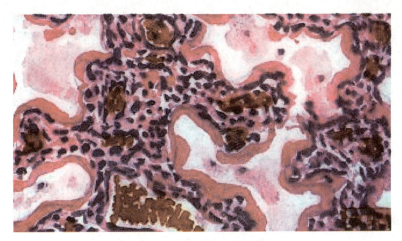

图 6-17 病毒性肺炎透明膜形成

图 6-17 示病毒性肺炎肺泡壁上透明膜形成。可见肺泡腔内表面的渗出物凝聚成一层红染的物质,称透明膜。透明膜影响肺泡腔和肺泡壁之间的气体交换,因此患儿有严重的缺氧、发绀的症状,表现为呼吸困难。

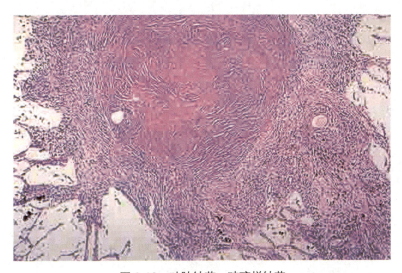

图 6-18 硅肺结节,玻璃样结节

图 6-18 示沉积的硅尘颗粒刺激纤维组织增生,并发生玻璃样变性,形成玻璃样结节。

问题:

硅结节形成大致可分成几个阶段?其机制是什么?

答:可分成三个阶段:① 细胞性结节,由吞噬微粒的巨噬细胞积聚形成;② 纤维性结节,由纤维细胞增生和胶原纤维组成;③ 玻璃样结节,由纤维结节玻璃样变形成。

课堂作业练习页

姓名：_____ 班级：_____ 学号：_____

课堂绘图作业：病毒性肺炎肺泡上皮细胞内病毒包涵体和透明膜↓

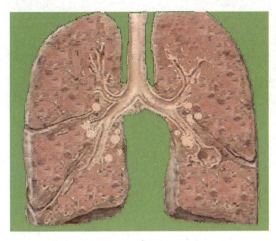
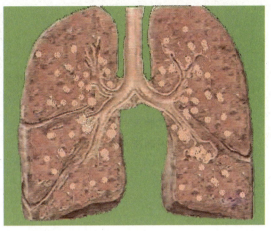

A　　　　　　　　　　　　　　B

图 6-19　硅肺（silicosis）分期大体标本模式图

图 6-19A 为 I 期硅肺，硅结节主要在肺门淋巴结内形成，图中所示肺门淋巴结肿大；图 6-19B 为 II 期硅肺，硅结节不但在淋巴结，而且遍布肺内，但仍主要分布在下肺及肺门区，总病变范围不超过全肺的 1/3（III 期硅肺的硅结节分布超过全肺的 2/3）。

病例讨论 1

病人，男性，28 岁，2008 年元月某日下班遭雨淋后，突感全身不适，继而寒战、发烧、咳嗽、咳痰，三日后咳铁锈色痰，胸痛，病情逐渐加重而到医院就诊。

查体：急性病容，表情淡漠，体温 39.5℃，脉搏 120 次/分，呼吸 30 次/分。血压 100/60 mmHg，叩诊右下肺实音，语颤增强。实验室检查：白细胞总数 $25×10^9$/L（25 000/mm^3），胸部 X 线摄片示右下肺大片状致密阴影。入院后病情恶化，持续发热，血压下降，神志不清，抢救无效死亡。

尸体解剖主要病变：男尸，发育正常，营养良好。在躯干、四肢皮肤、眼睑结膜处可见瘀血斑点。右肺重 860 克（正常成人男性右肺重 360~560 克），见右肺上叶肿胀，质实如肝，切面灰黄，粗糙不平。镜下见肺泡腔内充满大量的纤维素和白细胞，主要是中性粒细胞，少量红细胞，纤维蛋白连接成网，肺泡壁毛细血管受渗出物压迫变窄。脾脏重 250 克，体积重量均增大，切面外翻，脾髓容易刮下。镜下见脾脏红髓充血，并可见大量的中性粒细胞和巨噬细胞浸润。

讨论题：
1. 请对该死亡病例作出病理诊断并说出诊断依据。
2. 大叶性肺炎的病因和诱因是什么？
3. 大叶性肺炎的并发症有哪些？
4. 该病例的死因是什么？

病例讨论2

患儿，男，1岁3个月。患儿咳嗽、发烧2天，去当地医院检查，诊断为急性上呼吸道感染，服用退热药及抗生素不见好转，后出现呼吸困难，遂来医院就诊。入院查体：患儿口唇青紫，鼻翼扇动，口吐白沫。体温38℃，脉搏180次/分，呼吸34次/分。实验室检查：血涂片检查单核细胞增多；胸部X线摄片仅有肺纹理增多，治疗期间病情恶化，抢救无效死亡。

尸体解剖主要所见：幼儿男尸，发育正常，营养中等，口唇发绀，双肺组织充血、水肿、体积变大，显微镜下观察，肺泡间隔增宽，其中有大量淋巴细胞和单核细胞浸润，肺泡腔内还有多量渗出物，并可见肺泡壁有一层红染的透明膜形成，另见肺泡上皮增生，增生的上皮细胞核内可见病毒包涵体。

讨论题：
1. 请提出病理诊断并说出诊断依据。
2. 患儿为什么有严重的咳嗽、呼吸困难和发绀？
3. 为什么血液中仅为单核白细胞增生？
4. 与细菌性小叶性肺炎相比预后怎样？

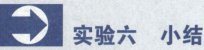 实验六 小结

1. **慢性支气管炎（又称老慢支）** 是指气管、支气管黏膜及其周围组织的慢性非特异性炎症。其病理变化主要为黏膜上皮的损伤与修复，黏液腺的增生、肥大、分泌亢进，以及各级支气管壁的损伤。临床表现为咳、痰、喘，即咳嗽，咳白色黏稠泡沫痰伴有喘息。诊断标准：每年连续发病三个月，持续两年以上即可诊断。慢性支气管炎的并发症可有慢性阻塞性肺气肿、慢性肺源性心脏病、支气管扩张、支气管肺炎等。

2. **肺气肿** 是指呼吸性细支气管以远的末梢肺组织因空气含量过多而呈永久性扩张，并伴有肺泡间隔破坏的一种病理改变，其发生是由于细支气管阻塞性呼气不畅、细支气管壁和肺泡壁的结构损伤所致。典型的临床表现：气短、呼吸困难（特别是表现呼气性呼吸困难）、发绀、呼吸性酸中毒等症状，以及桶状胸、肋间隔增宽、呼吸运动减弱等体征。晚期合并肺源性心脏病、呼吸衰竭。

3. **肺炎** 是指肺实质或间质发生的急性渗出性炎症。大叶性肺炎是以青壮年多发的纤维素性炎，病变累及整个肺大叶，定期经过，有实变体征；小叶性肺炎病变是以肺小叶为中心的化脓性炎症，多发于儿童、老年、体弱或久病卧床的病人。病毒性肺炎是由病毒引起的间质性肺炎，病变特点是肺泡间隔内出现单核细胞和淋巴细胞浸润而肺泡腔渗出不明显，严重的病例中肺泡腔内也有渗出，并有透明膜形成和上皮细胞内的病毒包涵体。

4. **硅肺** 是吸入游离二氧化硅粉尘微粒而引起的一种肺部慢性疾病，也是一种职业病。基本病变是在淋巴结和肺内硅结节形成和弥漫性肺纤维化，晚期常伴有肺气肿、肺源性心脏病、肺结核、自发性气胸和肺内感染。

实验七
消化系统疾病

实习目标

1. 观察理解病理大体标本　溃疡病、急性重型肝炎、亚急性重型肝炎、门脉性肝硬化、坏死后肝硬化、脾肿大、食管静脉曲张及消化系统肿瘤。
2. 观察理解病理组织图片　溃疡底、各种类型肝炎、肝硬化。
3. 课堂绘图作业　溃疡底、肝细胞气球样变。
4. 课堂病例讨论　病例讨论1，病例讨论2。
5. 课堂小结。

相关理论复习及实验

一、溃疡病

◆ 概述

消化系统疾病是以胃、十二指肠黏膜形成慢性溃疡为特征的一种常见病。由于发病与胃液的消化作用有关，又称消化性溃疡（peptic ulcer）。十二指肠溃疡比胃溃疡多见，约占70%，患者多为青壮年，男性多于女性。临床表现为周期性上腹部疼痛、反酸、嗳气。本病呈长期性、反复发作。

◆ 病因及发病机制

1. 胃液的消化作用　胃液含高浓度盐酸，但正常的胃和十二指肠黏膜有抵抗胃液腐蚀的功能，即胃黏膜的屏障作用。在饮酒、药物、胆汁反流、胃炎等原因的作用下，引起胃液分泌增多及胃壁和十二指肠黏膜受到破坏，造成胃液中氢离子的逆向弥散，从而损害胃和十二指肠黏膜而致溃疡形成。

2. 神经、内分泌功能失调　病人常有精神紧张、情绪激动、大脑功能紊乱，可导致自主神经功能紊乱。①迷走神经兴奋性增高可引起胃酸分泌增加，与十二指肠溃疡有关；②迷走神经兴奋性降低、蠕动减弱，食物刺激G细胞分泌胃泌素致胃酸增高，与胃溃疡有关。

3. 幽门螺旋杆菌（HP）感染　近年来发现85%的溃疡病人胃内有HP感染，HP能破坏胃黏膜细胞。发现HP的两位科学家于2006年因此项发现而获得了诺贝尔医学奖。

◆ 病理变化

肉眼观察：胃溃疡多位于胃小弯侧，越近幽门处越多见，尤以胃窦部多见。溃疡呈圆形或椭圆形，直径多在2厘米以内。溃疡边缘整齐，状如刀切，黏膜皱襞从溃疡向周围呈放射状排列。溃疡底部平坦，通常穿越黏膜下层（见图7-1）。十二指肠溃疡位于球部。

镜下观察：溃疡底从表面向深层依次由四层构成：（1）渗出层；（2）坏死层；（3）肉芽组织层；（4）瘢痕层（见图7-3）。

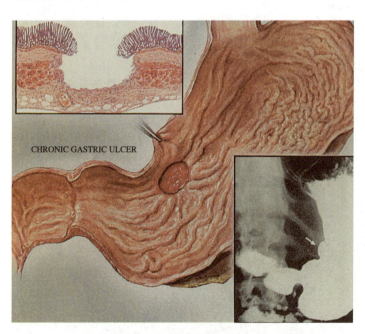

图7-1　胃溃疡模式图

图7-1为剪开的胃，胃小弯近幽门侧，胃窦部可见溃疡形成，溃疡圆形，溃疡边缘整齐，溃疡底部平坦，表面是红色的肉芽组织。黏膜皱襞从溃疡向周围呈放射状排列。左上图：沿溃疡底纵切面，溃疡深，穿破黏膜层、黏膜下层和肌层，溃疡底为肉芽组织。右下

图：传统的钡餐透视 X 线摄片，可见"龛影"（白色箭头），是典型的胃溃疡诊断特征。

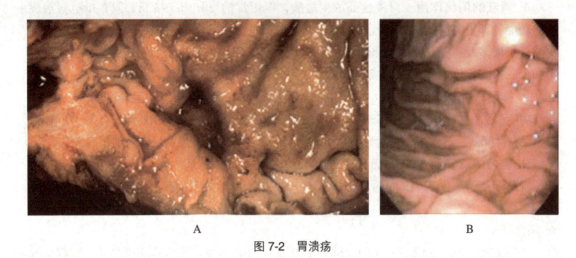

图 7-2 胃溃疡

图 7-2A 中溃疡椭圆形，直径约 2 厘米，溃疡边缘整齐，状如刀切，穿越黏膜下层，溃疡底部平坦；图 7-2B 黏膜皱襞从溃疡向周围呈放射状排列，溃疡面已被肉芽组织填平，接近愈合。

问题：

溃疡的并发症有哪些？

答：① 出血；② 穿孔；③ 幽门梗阻；④ 癌变（十二指肠溃疡不发生癌变）。

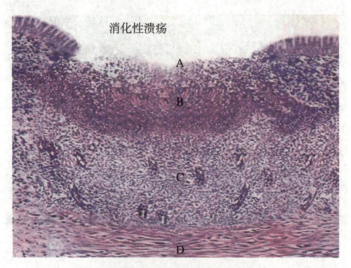

图 7-3 溃疡底病理组织学
A. 炎性渗出层；B. 坏死组织层；C. 肉芽组织层；D. 瘢痕层

图 7-3 中由表面开始分别为炎性渗出层、坏死组织层、肉芽组织层和瘢痕层。

课堂作业练习页

姓名：　　　　　　**班级：**　　　　　　**学号：**　　　　　　

课堂绘图作业： 溃疡底病理组织学变化↓

二、病毒性肝炎

◆ 病毒性肝炎的基本病理变化

各型肝炎的病理变化基本相同，以肝细胞变性、坏死为主，同时伴有不同程度的炎细胞浸润、肝细胞再生和纤维组织增生。

1. 肝细胞变性、坏死

（1）胞质疏松化和气球样变，为常见的变性病变（见图7-4）。
（2）肝细胞嗜酸性变和嗜酸性小体，多为单个细胞，属于凋亡。
（3）肝细胞点状坏死，碎片坏死，桥接坏死（见图7-5A、B和图7-6）。

2. 炎细胞浸润　汇管区及小叶内不同程度的淋巴细胞、单核细胞浸润。

3. 间质增生及肝细胞再生

◆ 重型病毒性肝炎的病理变化

1. 急性重型肝炎　病变发展迅猛、剧烈，病死率高。临床上又称为暴发型肝炎。

肉眼观察：肝脏缩小，重量减轻，包膜皱缩，质地柔软，切面黄红色，故称急性黄色肝萎缩。

镜下观察：肝细胞广泛大面积坏死，多从小叶中心开始，肝窦明显扩张充血，仅肝小叶周边有残存的肝细胞。Kupffer细胞增生肥大，并吞噬细胞碎屑及色素。小叶内及汇管区有淋巴细胞和巨噬细胞为主的炎细胞浸润，残留的肝细胞再生不明显。

2. 亚急性重型肝炎　起病较缓，多数是由急性重型肝炎迁延而来或一开始病变就比较缓和，呈亚急性经过。病程由数周至数月，患者可死于肝功能衰竭或发展为坏死后肝硬化。

肉眼观察：肝脏不同程度的缩小，被膜皱缩，呈黄绿色（胆汁淤积），可见坏死区及小岛屿状再生结节。

镜下观察：既有肝细胞的大片坏死，又有肝细胞结节状再生。网状纤维支架塌陷聚合。纤维组织明显增生，肝细胞再生呈群团分布，大量炎细胞浸润和小胆管增生。

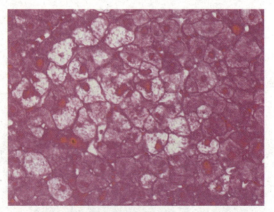

图7-4　急性病毒性肝炎（viral hepatitis）

图7-4示肝细胞弥漫性水样变性，细胞肿大，胞质疏松，像气球，又称气球样变。

问 题:

肝细胞水样变性的结局如何?

答:去除病因,水样变性的肝细胞可以恢复正常,高度气球样变进一步发展,可以引起核固缩、核溶解和消失,最后细胞解体,称溶解性坏死。

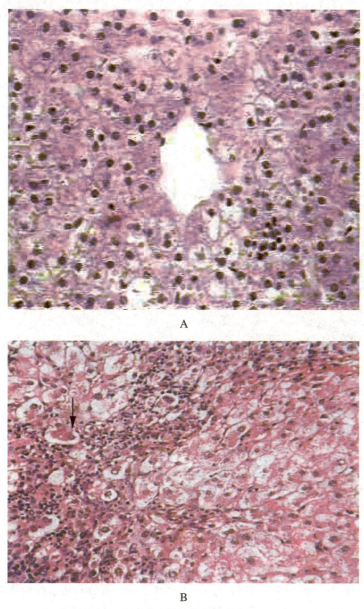

图 7-5 慢性病毒性肝炎

图 7-5A,图中央是肝小叶中央静脉,右下角几个肝细胞轮廓消失,炎细胞浸润,称为点状坏死,肝小叶内其余肝细胞弥漫性水样变性;图 7-5B 中可见肝细胞碎片状坏

死，坏死区域位于小叶周围，靠近门管区（箭头），坏死面积较大，连接小叶周围和门管区，称碎片状坏死（又称界面肝炎，interface hepatitis）。坏死灶内肝细胞消失，大量炎细胞浸润。

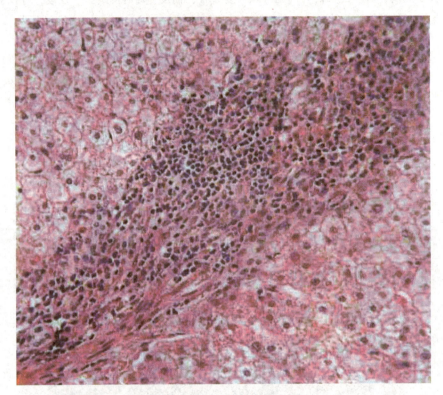

图 7-6　慢性病毒性肝炎桥接坏死

图 7-6 中可见多个坏死灶连接在一起，形成桥接坏死。

问 题：

1. 碎片状坏死有何意义？
答：碎片状坏死是判断慢性肝炎活动的重要组织学依据。

2. 桥接坏死有何意义？其结局怎样？
答：桥接坏死是诊断重度慢性活动性肝炎的重要组织学依据。坏死区域最后会发生纤维化，纤维组织将肝组织重新分割包绕，形成改建了的、新的与原来结构功能不同的肝细胞团——假小叶，这是慢性活动性肝炎发展成肝硬化的组织学基础。

课堂作业练习页

姓名：_____ 班级：_____ 学号：_____

课堂绘图作业： 慢性病毒性肝炎桥接坏死↓

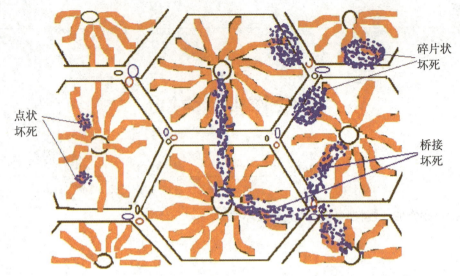

图 7-7 慢性肝炎肝细胞点状坏死、碎片状坏死、桥接坏死模式图

图 7-7 中可以看出慢性肝炎向肝硬化发展的趋势。

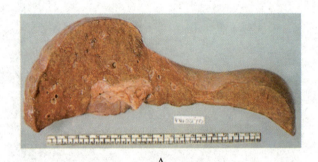

A

急性重型肝炎肉眼观察（图 7-8A）肝脏体积缩小、被膜皱缩、颜色变黄、质地柔软如泥；显微镜观察（图 7-8B）肝小叶中心大面积的肝细胞坏死，轮廓消失，一片荒凉，肝小叶周边尚可见少量残存变性的肝细胞。

问题：

急性重型肝炎的临床病理联系和结局怎样？

答：① 由于大量肝细胞的坏死，胆红素大量入血→黄疸；② 凝血因子合成障碍→出血倾向；③ 解毒功能障碍→肝功能衰竭；④ 胆红素排泄障碍→肾功能衰竭（肝肾综合征）；⑤ 肝细胞坏死和血管内皮损伤而激活凝血系统→弥散性血管内凝血（DIC）；⑥ 结局：大多数病人死亡，少数病人存活并发展成亚急性重型肝炎。

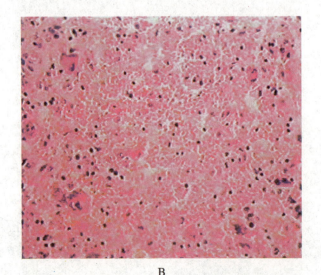

B

图 7-8 急性重型肝炎（急性黄色肝萎缩）

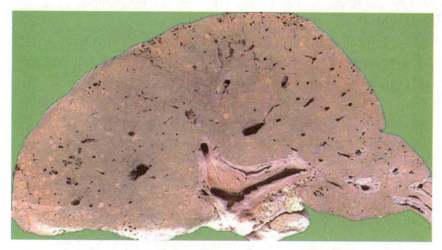

图 7-9　亚急性重型肝炎

图 7-9 中切面上可见大小不等灰黄色岛屿状肝细胞再生结节。

问 题：

亚急性重型肝炎的结局如何？
答：此型肝炎如及时治疗可有停止进展和治愈的可能。如果病程迁延较长，则逐渐过渡为坏死后肝硬化。

三、肝硬化

◆ **肝硬化的概念**

由多种原因引起的肝细胞变性坏死，继而纤维组织增生、肝细胞的结节状再生，三者病变反复交替进行，导致肝小叶结构改建和血液循环紊乱，最终致肝缩小、变形、变硬而形成肝硬化。临床上早期无症状，中晚期出现门脉高压和肝功能不全的表现。

◆ **WHO 1977 肝硬化分类**

按病因分：病毒性、酒精性、胆汁性、隐源性。
按形态分：小结节、大结节、混合型及分割不全型。
国内分类：门脉性、坏死后性、胆汁性、淤血性、寄生虫性等。门脉性最常见，其次为坏死后性。

◆ **门脉性肝硬化的病理变化**

肉眼观察：早、中期肝体积正常或稍大，质地较硬。晚期肝体积缩小、重量减轻、质地变硬，表面和切面布满结节，直径在 0.1~0.5 厘米，结节周围是增生的纤维组织（见图7-10A、B）。

镜下观察：正常肝小叶结构消失，纤维组织分割包绕一些肝细胞团，形成假小叶。假小叶特点：①肝细胞索紊乱；②中央静脉缺如、偏位或多个；③再生肝细胞增大，呈双核、深染；④假小叶周围是纤维组织，各类炎细胞浸润和小胆管淤胆。

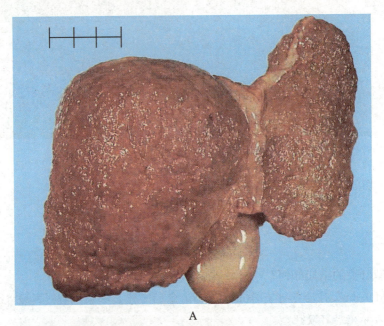

A

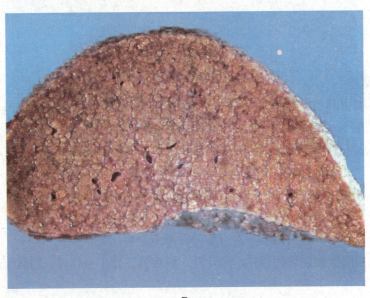

B

图7-10 门脉性肝硬化（liver cirrhosis）

图7-10A见肝脏体积缩小、变形、质地硬，表面呈均匀弥漫小结节状；图7-10B为切面观，结节呈圆形岛屿状，大小均匀一致，周围有纤维组织包绕。

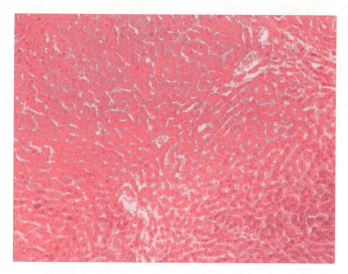

A. 正常肝小叶

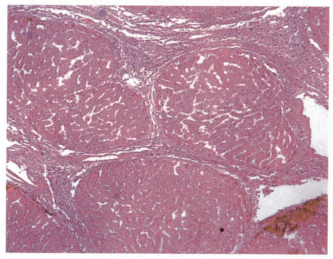

B. 门脉性肝硬化

图 7-11 正常肝小叶和门脉性肝硬化肝小叶镜下观

图 7-11A 为正常肝小叶，左下方可见一中央静脉，肝细胞围绕中央静脉成索条状排列，右上方是门管区。图 7-11B 为门脉性肝硬化，正常肝小叶结构消失，代之的是许多大小不等的肝细胞团，细胞团周围有纤维组织分割，形成假小叶。

问题：

门脉性肝硬化的后果如何？

答：（1）门脉高压症（portal hypertension）可引起：① 慢性淤血性脾肿大；② 腹水形成；③ 侧支循环形成；④ 胃肠淤血。(2) 肝功能障碍：① 蛋白合成障碍；② 出血倾向；③ 胆色素代谢障碍；④ 对激素的灭活作用减弱；⑤ 肝性脑病。

课堂作业练习页

姓名：_____ 班级：_____ 学号：_____

课堂绘图作业： 门脉性肝硬化镜下↓

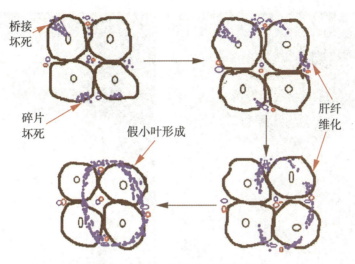

图 7-12　肝纤维化及假小叶形成过程

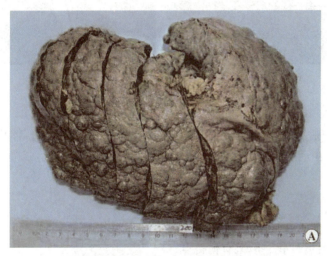

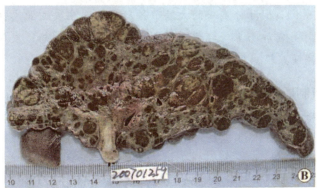

图 7-13　坏死后性肝硬化（postnecrotic cirrhosis）大体标本

图 7-13A 是坏死后性肝硬化大体标本照片。图 7-13B 中切面见结节大小不等，小者 0.2 厘米，大者可达数厘米。结节周围的纤维组织分割包绕结节。

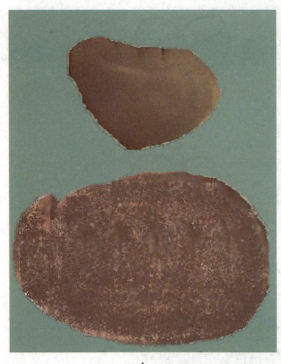 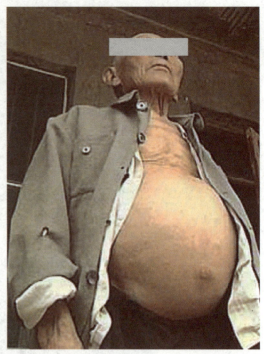

A   B

图 7-14　肝硬化后引起的腹水、脾肿大

图 7-14A 为脾肿大。上面的是正常脾脏，下面是肿大的脾脏，体积和重量均增大，被膜紧张。图 7-14B 示肝硬化腹水的病人。

问题：

1. 何谓坏死后性肝硬化，后果有何特点？

答：坏死后性肝硬化属国际分类中的大结节性肝硬变，主要由亚急性重型肝炎或重度慢性活动性肝炎发展而来。坏死后性肝硬化一般病程较短，发展快，肝功能障碍明显，门脉高压症轻，癌变率高，预后差。

2. 腹水形成的机制是什么？

答：① 门静脉淤血→肠及肠系膜毛细血管内压升高、通透性增强；② 血浆蛋白合成下降→血浆胶体渗透压降低；③ 肝功能下降，醛固酮、抗利尿激素的灭活减少，血中浓度升高→钠水潴留；④ 液体经肝实壁或肝被膜漏到腹腔形成腹水。

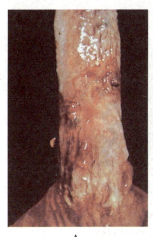
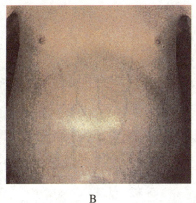
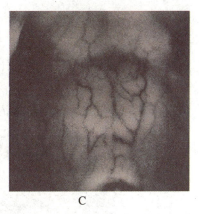

图 7-15　食管静脉曲张、腹壁静脉曲张

图 7-15A 为食管下段静脉曲张破裂出血。图 7-15B 和图 7-15C 示腹壁静脉曲张。

问题：

食管下静脉和腹壁静脉为什么会发生曲张？

答：由于门静脉高压，门静脉流向肝脏的血液受到阻碍，于是不得不选择侧支通道流回心脏，一条是从门静脉→胃冠状静脉→食管下静脉→奇静脉→上腔静脉回心；一条是从门静脉→附脐静脉→脐旁静脉丛→腹壁上、下静脉→上、下腔静脉回心。由于侧支循环而引起相应静脉曲张的后果。

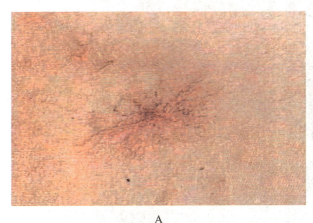
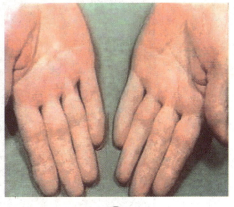

图 7-16　肝硬化后引起的蜘蛛痣、肝掌

图 7-16A 为胸前皮肤的"蜘蛛痣"，是局部小动脉及其分支血管呈网状扩张形成；图 7-16B 为"肝掌"，大鱼际肌和小鱼际肌皮肤颜色明显潮红。

问题：

蜘蛛痣和肝掌的形成原因是什么？

答：肝功能障碍引起的内分泌紊乱，主要是肝脏对雌激素的灭活能力减低，体内雌激素增多，而导致小动脉扩张充血。

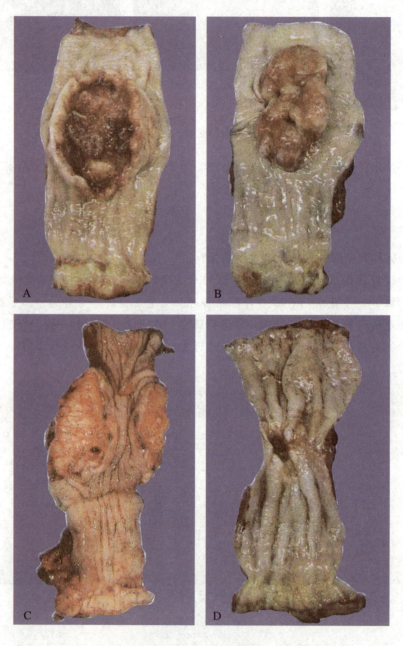

图 7-17　食管癌
A.溃疡型，癌组织表面有深溃疡；B.蕈伞型，癌组织呈扁圆形突向管腔，状似蘑菇；
C.髓质型，癌组织表面似脑回而得名；D.缩窄型，癌性纤维组织增生和收缩，使食管狭窄。

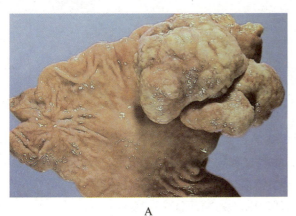
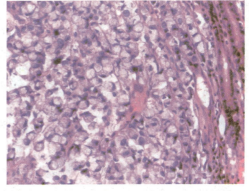

图 7-18　巨块型胃癌

图 7-18A 中胃体大弯处可见一巨大癌灶突入胃腔，呈灰白色，表面结节状。图 7-18B 为镜下见癌细胞散在浸润于组织间，癌细胞胞质发亮，充满黏液（黏液癌），细胞核被挤到一边，酷似戒指，故又称"印戒细胞癌"。

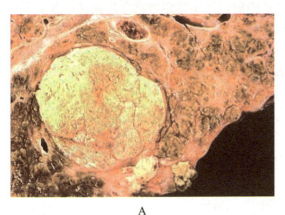
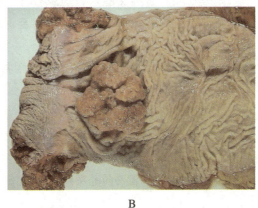

图 7-19　巨块型肝癌及直肠癌

图 7-19A 示巨块型肝癌。切面见癌灶 8 厘米×8 厘米直径，灰黄色，无包膜，周围组织有肝硬化。图 7-19B 示直肠癌。癌灶距肛门齿状线约 2 厘米，表面不平，呈菜花状。

问题：

图 7-19B 中直肠癌手术时为什么要连同肛门一起切除？

答：因为癌灶距离肛门太近了，临床外科手术原则是癌灶距离齿状线 < 8 厘米时，则不能保留肛门。

病例讨论 1

病人，男性，34岁，规律性上腹部疼痛半年。病人半年前开始经常感到上腹部不适和疼痛，伴有反酸、嗳气（打饱嗝、吐酸水），疼痛常常是在饭后1小时左右发生，经服药治疗症状时好时坏。入院前3小时参加朋友结婚宴会，喝100克（2两）五粮液回家后，感觉腹部如刀割般疼痛而急诊入院。

入院查体：急性病容，满头大汗，双手捧腹，叫苦不迭，脉搏110次/分，血压140/90 mmHg。检查腹部硬如木板，有弥漫性压痛和反跳痛。临床初诊急腹症，遂行剖腹探查手术。

术中发现胃小弯近幽门侧胃壁穿孔，腹腔内发现胃内容物。于是行胃大部切除术，标本送病理科检查。肉眼检查：胃小弯近幽门胃窦部可见一圆形黏膜缺损，直径2厘米，边缘整齐，状如刀割，溃疡穿透胃壁全层并找到穿孔部位。镜下见溃疡底部由表层至深层依次为炎性渗出物、坏死组织、肉芽组织和瘢痕组织。

病理诊断：胃窦部消化性溃疡合并穿孔、弥漫性腹膜炎。

讨论题：
1. 消化性溃疡的发病特点有哪些？
2. 消化性溃疡的发病因素有哪些？
3. 消化性溃疡的并发症有哪些？

病例讨论 2

病人，男性，54岁，因腹胀和食欲减退而入院求治。既往曾患慢性肝病10余年，症状时好时坏，并做过肝穿活检病理诊断为慢性活动性肝炎。查体：病人较消瘦，颜面污秽，结膜轻度黄染，面部及胸前皮肤可见数个蜘蛛样血管扩张，双手掌面潮红；腹部膨隆，腹壁静脉曲张，叩诊腹水症阳性。实验室检查：白蛋白24克/升（正常35~50克/升），球蛋白50克/升（正常20~30克/升），白球比率倒置。肝穿活检病理报告：正常肝小叶结构消失，增生的纤维组织将肝细胞分割成大小不等的细胞团，细胞团被周围纤维组织包绕形成假小叶，假小叶内肝细胞排列紊乱，中央静脉偏位、缺如或多个。

病理诊断：门脉性肝硬化，门静脉高压症。

讨论题：
1. 什么是门脉性肝硬化？其肉眼和镜下的特征有哪些？
2. 门脉性肝硬化的病因有哪些？
3. 该病人的一些临床表现和病理变化有什么关系？

实验七　小结

1. **溃疡病（又称消化性溃疡）**　呈慢性经过反复发作。胃溃疡多发生在小弯近幽门侧胃窦部黏膜，十二指肠溃疡多发生在十二指肠球部。溃疡病常见的并发症有出血、穿孔、幽门梗阻和癌变，十二指肠溃疡一般不发生癌变。

2. **病毒性肝炎**　是由肝炎病毒引起的以肝细胞变性、坏死为主要病变的传染病。急性病毒性肝炎最常见。特点是肝细胞的广泛变性，而坏死轻微，多在半年内恢复。慢性病毒性肝炎病程一般持续一年以上，病变特点是门管区淋巴细胞浸润明显，而肝小叶内肝细胞受累较轻，可出现点状坏死、碎片状坏死和桥接坏死及不同程度的纤维化，易转变为肝硬化。重型病毒性肝炎的病情严重，发展迅速，死亡率极高，有急性和亚急性重型肝炎两类。病理变化是肝细胞发生大面积的变性坏死，从而导致临床出现黄疸、出血、弥散性血管内凝血、肝功能衰竭等严重后果。

3. **肝硬化**　是各种肝脏疾病损害的继发病变。在我国，慢性病毒性肝炎是门脉性肝硬化的主因，重型肝炎是坏死后肝硬化的主因，两者均可发生癌变。肝硬化的病变特点是肝细胞的反复变性坏死、纤维组织增生和肝细胞的再生导致肝小叶的组织改建和血液循环紊乱，最终使肝脏变形、变硬。

实验八
泌尿系统疾病

实习目标

1. 观察理解病理大体标本　弥漫性毛细血管内增生性肾小球肾炎、弥漫性新月体性肾小球肾炎、弥漫性膜性肾小球肾炎、弥漫性硬化性肾小球肾炎、急性肾盂肾炎、慢性肾盂肾炎。
2. 观察理解病理组织图片　弥漫性毛细血管内增生性肾小球肾炎、弥漫性新月体性肾小球肾炎、弥漫性膜性肾小球肾炎、弥漫性硬化性肾小球肾炎、急性肾盂肾炎、慢性肾盂肾炎。
3. 课堂绘图作业　弥漫性毛细血管内增生性肾小球肾炎、弥漫性新月体性肾小球肾炎。
4. 课堂病例讨论　病例讨论1、病例讨论2。
5. 课堂小结。

相关理论复习及实验

一、正常肾脏大体镜下组织学和超微结构知识

图8-1A示肾脏的冠状切面；图8-1B示正常肾小球及肾小管的组织学。肾小球入球

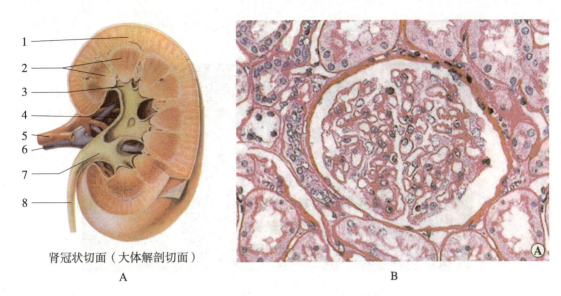

图 8-1 肾脏的冠状切面及肾小球组织学图
1.肾皮质；2.肾锥体；3.肾小盏；4.肾窦；5.肾动脉；6.肾静脉；7.肾盂；8.输尿管

动脉进入小球内，盘曲成毛细血管团，切面上可见毛细血管管腔、内皮细胞、球囊脏层上皮细胞、球囊壁层及壁层上皮细胞、球囊腔。肾小球周围为肾小管横断面，可见肾小管上皮和肾小管腔。

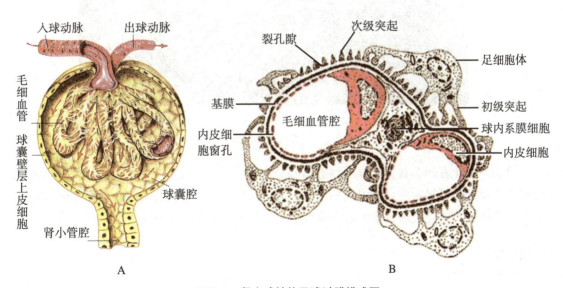

图 8-2 肾小球结构及滤过膜模式图

图 8-2A 示肾小球结构模式图。原尿通过毛细血管滤过膜滤过至球囊腔（红箭头），然后排入肾小管；图 8-2B 示滤过膜模式图。图为血管横断面，两个毛细血管由系膜区连接，滤过膜由毛细血管内皮细胞、毛细血管基膜、球囊脏层上皮细胞足突裂孔隙构成。

二、肾小球疾病的免疫荧光技术介绍

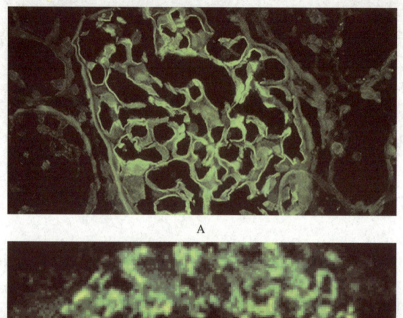

图 8-3　肾小球疾病免疫荧光技术

肾炎的发生是因为抗原抗体的结合并在肾小球内沉积而发病。图 8-3A 为抗肾小球基膜肾炎，免疫荧光显示复合物沿毛细血管基膜呈连续线状沉积；图 8-3B 为循环免疫复合物形成性肾炎，免疫荧光显示沿基膜或系膜区有不连续的颗粒状荧光。

问题：

免疫荧光技术的原理是什么？

答：将一种能够在荧光显微镜下发光的化学物质标记在某种抗体上，比如化学物质荧光素（fluorescein）在荧光显微镜下发绿光，若丹红（rhodamine）则能发红色光，当将这种标记抗体滴到被检查的组织切片上时，抗体就会和组织上的抗原结合形成抗原抗体复合物，然后在荧光显微镜下观察，发光的部位就是要找的抗原物质。

三、弥漫性毛细血管内增生性肾小球肾炎

◆ 概述

弥漫性毛细血管内增生性肾小球肾炎（临床分类称之为急性肾小球肾炎，简称肾炎）。病变特点是双肾肾小球弥漫受累，内皮细胞和系膜细胞明显增生。本型多发于儿童，是临床上最常见的类型，其表现是急性肾炎综合征，预后很好。

◆ 病因与发病机制

病因：与A组乙型溶血性链球菌感染相关，证据是多数病人发病前1～3周有扁桃体炎、咽炎等链球菌感染的病史。

机制：链球菌感染人体，刺激机体产生抗体，在血液循环中抗原＋抗体→复合物→沉积在肾小球血管的基膜上→激活补体→发病。

◆ 病理变化

（1）肉眼观：肾脏肿大，包膜紧张，表面充血，称为"大红肾"。有的病例肾小球有散在出血点，就像是跳蚤咬过一样，称为"蚤咬肾"（见图8-4）。

（2）镜下观：肾小球广泛发病，小球内细胞数目增多，增生的细胞主要为内皮细胞和系膜细胞（增生性病变），肾小球体积增大。由于细胞增多压迫→毛细血管管腔狭窄，血量减少。血管间有中性粒细胞及单核细胞浸润（渗出性病变）见图8-5A、B。

图8-4中所见肾脏肿大，包膜紧张，表面充血，称为"大红肾"，表面亦可见散在的出血点，称为"蚤咬肾"（←）。

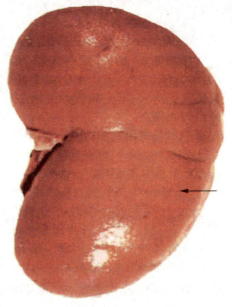

图8-4 弥漫性毛细血管内增生性肾小球肾炎肉眼观
（diffuse endocapillary proliferative glomerulonephritis）

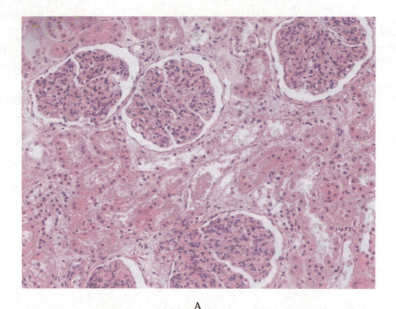

图 8-5A 为低倍镜观察，肾小球弥漫增生，绝大多数肾小球受累。图 8-5B 为高倍镜观察，见肾小球体积增大，小球内细胞数目增多（可对照图 8-1B 正常的肾小球观察），增生的细胞主要是毛细血管内皮细胞和系膜细胞，以及伴有中性粒细胞和单核细胞浸润。由于以上病变使毛细血管管腔狭窄，肾小球缺血，滤过减少（少尿、无尿）。

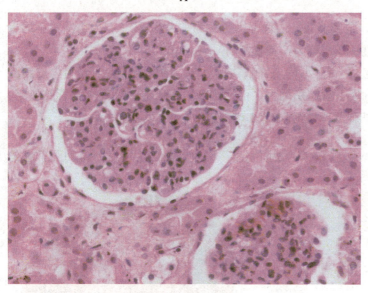

图 8-5 弥漫性毛细血管内增生性肾小球肾炎镜下观

问题：

此型肾炎的主要临床表现是什么？机制如何？

答：急性肾炎综合征。①血尿、蛋白尿、管型尿，是由于肾小球毛细血管损伤、通透性增强引起；②少尿、无尿，是由于毛细血管腔狭窄，肾小球滤过减少所致；③水肿，是由于肾小球滤过减少而致钠水潴留；④高血压，是由于钠水潴留引起的血容量增加所致。

课堂作业练习页

姓名：_____ 班级：_____ 学号：_____

课堂绘图作业： 弥漫性毛细血管内增生性肾小球肾炎高倍镜下观↓

四、弥漫性新月体性肾小球肾炎

◆ 概述

弥漫性新月体性肾小球肾炎起病急、进展快、病情重，又称快速进行性肾炎（即快速进行到肾功能衰竭）。相当于临床分类的急进型肾小球肾炎。主要病变特征为多数肾小球球囊壁层上皮细胞增生形成的大量新月体，本型较为少见，多见于青壮年。

◆ 病因与发病机制

病因不明，部分病例为抗肾小球基膜型肾炎，部分病例属于免疫复合物型肾炎，部分是由其他型肾炎转化而来。

◆ 病理变化

（1）肉眼观：早期双肾肿大，颜色苍白，晚期肾脏缩小，表面不平（见图8-6A）。

（2）镜下观：球囊脏层上皮细胞增生形成新月体或环状体。球囊腔内含有渗出的红细胞、白细胞及纤维蛋白，血管壁有纤维素样坏死（见图8-6B）。

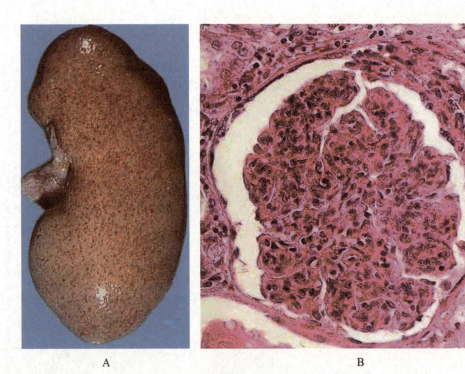

图8-6 弥漫性新月体性肾小球肾炎（diffuse crescentic glomerulonephritis）

图8-6A肉眼观察，肾脏弥漫肿大，颜色苍白，表面可见点状出血；图8-6B镜下观察，肾小球囊壁层上皮细胞增生，形成新月体（C），此时属细胞性新月体，以后经纤维化成纤维性新月体，整个肾小球将因纤维化玻璃样变而报废。

课堂作业练习页

姓名：_____ 班级：_____ 学号：_____

课堂绘图作业： 弥漫性新月体性肾小球肾炎高倍镜下观↓

问题：

弥漫性新月体性肾小球肾炎的主要临床表现如何？
答：急进性肾炎综合征。
（1）明显血尿是由于血管壁的纤维蛋白样坏死，基膜损伤重，大量红细胞漏出；
（2）少尿、无尿、氮质血症是新月体阻塞肾小球囊腔，影响滤过，故而迅速出现少尿、无尿，血中的含氮代谢产物不能及时滤过排除而聚积在体内，短期即可致急性肾功能衰竭；
（3）高血压是由于大量肾单位纤维化、肾缺血，通过肾素-血管紧张素的作用而发生高血压。

五、弥漫性膜性肾小球肾炎

◆ **概述**

弥漫性膜性肾小球肾炎病变特点主要为肾小球毛细血管基膜弥漫性显著增厚，由于肾小球内炎症现象不明显，故又称膜性肾病。多见于青年和中年，起病缓慢，病程较长，临床上主要表现为肾病综合征。

◆ **病因与发病机制**

病因不明，免疫荧光电镜证实：基膜上有免疫复合物沉积。

◆ **病理变化**

（1）大体标本观察：早期双肾肿大、颜色苍白称"大白肾"，晚期肾缩小、表面细颗粒状（见图8-7）。
（2）光镜：肾小球基膜弥漫增厚。银染：基膜上有钉状突起与基膜垂直相连，形如"梳齿"。肾小球内不伴有细胞增生和炎症细胞渗出（故又称膜性肾病）见图8-8A、B。

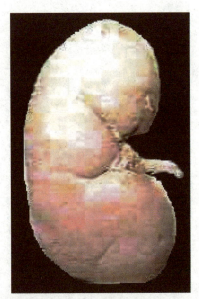
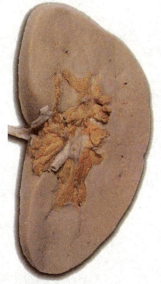

图8-7 弥漫性膜性肾小球肾炎（diffuse membranous glomerulonephritis）

弥漫性膜性肾小球肾炎肉眼观察（图8-7），见肾脏肿大，颜色苍白，称"大白肾"。

问题:

为什么是大白肾?

答: 可能是由于该型肾炎没有急性充血性渗出病变, 主要就是肾小球毛细血管基膜的增厚、管腔狭窄导致缺血, 故而呈现苍白的外观。

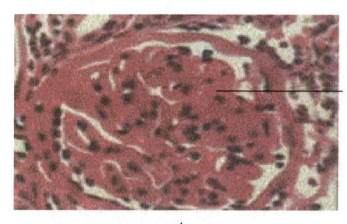

无细胞增生,
管壁变厚,
管腔变小

A

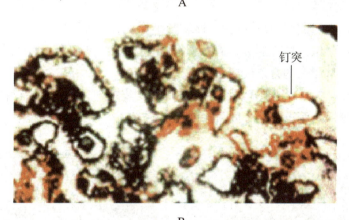

钉突

B

图 8-8 弥漫性膜性肾小球肾炎

镜下观察, 图 8-8A 是 HE 染色, 肾小球毛细血管基膜呈弥漫增厚, 管腔狭窄, 而肾小球内不见细胞增生和渗出现象。图 8-8B 是 PASM 染色, 可见基膜样物质形成钉突。

问题:

弥漫性膜性肾小球肾炎的临床表现是什么? 其发生机制怎样?

答: 弥漫性膜性肾小球肾炎的典型临床表现是 "肾病综合征"。
(1) 高度蛋白尿是由于基膜损伤严重, 大量蛋白被滤出, 引起蛋白尿;
(2) 低蛋白血症是由于大量蛋白被排出, 血浆蛋白减少, 即为低蛋白血症;

（3）高度水肿是由于低蛋白血症，血浆胶体渗透压降低，血管内液体进入组织间隙而引起水肿，同时也因肾小球缺血，醛固酮和抗利尿激素分泌增加，引起钠、水潴留而加重水肿。

六、弥漫性硬化性肾小球肾炎

◆ 概述

弥漫性硬化性肾小球肾炎是各种类型肾炎发展到晚期的共同病理类型，相当于临床上慢性肾小球肾炎晚期，所以有慢性终末性肾小球肾炎之称。病程呈进行性发展，以大量肾小球纤维化及玻璃样变为特点。多见于成人，预后较差，晚期常发展为慢性肾功能衰竭。

◆ 病理变化

（1）肉眼观：双侧肾对称性萎缩，颜色变白、体积变小、重量变轻、质地变硬、表面变形（呈细小颗粒状）、切面皮质变薄，皮髓分界不清（见图8-9A）。

（2）镜下观察

1）大部分肾小球纤维化、玻璃样变，所属肾小管萎缩，间质纤维化；

2）病变轻的肾单位代偿性肥大，肾小管代偿性扩张并见管型。因间质纤维增生而收缩，萎缩的肾单位和肥大的肾单位相互交错；

3）间质纤维组织增生，使玻璃样变的肾小球呈"集中现象"。间质有淋巴细胞浸润，小动脉硬化，管壁增厚，管腔狭窄（见图8-9B）。

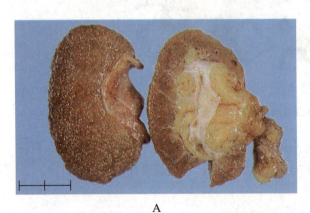
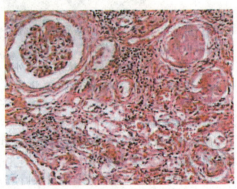

图8-9 弥漫性硬化性肾小球肾炎（diffuse sclerosing glomerulonephritis）

图8-9A为大体标本，示肾脏体积缩小，颜色变淡，质地硬，表面呈弥漫性细颗粒状，称为继发性颗粒状固缩肾（高血压病晚期的肾脏为原发性颗粒状固缩肾）。图8-9B为显微镜观察，肾小球纤维化玻璃样变，右上角可见两个靠拢的、硬化玻璃样变的肾小球，其周围所属肾小管萎缩消失，间质纤维组织增生，淋巴细胞浸润。左上角是残存的、呈代偿

性肥大的肾小球。由于硬化的肾单位收缩凹陷,而代偿肥大的肾单位突出,故而肾脏表面呈弥漫性颗粒状外观。

七、肾盂肾炎

◆ 概述

肾盂肾炎是一种由细菌感染引起的肾盂、肾间质和肾小管的化脓性炎症,是泌尿系统最常见的疾病之一。可发生于任何年龄,多见于女性。男女性之比为1:10。肾盂肾炎分为急性肾盂肾炎和慢性肾盂肾炎。临床表现:急性期有发热、腰部酸痛、血尿和脓尿等症状。慢性晚期有肾功能衰竭和高血压。

◆ 病因和感染途径

1. **血源性感染(又称下行性感染)** 少见,病原菌以葡萄球菌多见。

2. **上行性感染** 是最多见的感染途径,下泌尿道感染上行到肾盂、肾盏和肾间质引起化脓性炎症。病变可累及一侧或双侧肾脏。主要致病菌为大肠埃希菌(大肠杆菌)。

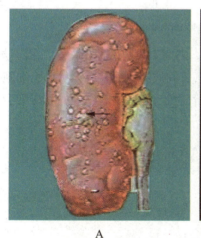
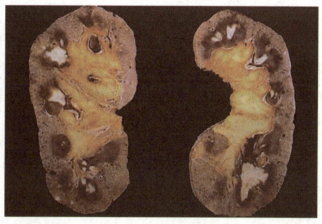

A　　　　　　　　　　　　B

图 8-10　急性肾盂肾炎(acute pyelonephritis)

图 8-10A 见肾表面有散在灰黄色小脓肿,这种情况多见于病人有败血症,细菌血源播散至肾脏而成。图 8-10B 为另一例急性肾盂肾炎大体切面,可见肾盂肾盏扩张,腔内含有大量脓汁(白色物质),多为细菌由尿路上行性感染所致。

问 题:

1. 急性肾盂肾炎的并发症有哪些?

答:急性坏死性肾乳头炎、肾盂积脓、肾周围脓肿。

2. 慢性肾盂肾炎的结局如何?

答：慢性肾盂肾炎如能去除原因、控制感染、合理治疗，使未累及的肾组织通过代偿而维持肾脏功能。当病变广泛累及双肾，肾组织大量破坏，最终可导致高血压和慢性肾功能衰竭。

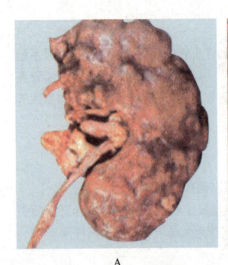 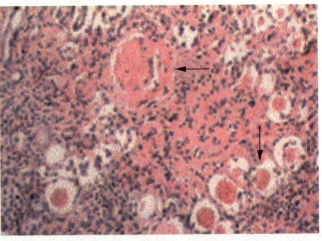

A　　　　　　　　　　　　　　　B

图 8-11　慢性肾盂肾炎（chronic pyelonephritis）

图 8-11A 为肉眼观察，肾脏体积缩小、质地变硬，表面上可见大小不等的、极不规则的凹陷性瘢痕，使肾脏严重变形。图 8-11B 为显微镜下，肾间质纤维化并有大量淋巴细胞、单核细胞浸润，受累肾小球纤维化、玻璃样变（←），肾小管腔扩张，腔内有红染的胶样管型，似甲状腺滤泡（↓）。

病例讨论 1

患儿，男性，12 岁。因眼睑水肿、尿少 3 天入院。2 周前曾患化脓性扁桃体炎，经消炎治疗好转。近 3 天出现水肿、少尿症状。

查体：双眼睑水肿，下肢水肿，血压 135/90 mmHg。实验室检查：尿常规检查：红细胞（+），尿蛋白（++），红细胞管型和蛋白管型（+）；24 小时尿量 300 毫升，尿素氮 11.2 mmol/L（正常＜9 mmol/L），肌酐 192 μmol/L（正常＜178 μmol/L）。B 超检查：双肾对称肿大。肾穿活检病理检查：肾小球肿大，小球内细胞数目明显增多，主要是毛细血管内皮细胞和系膜细胞增生，并伴有中性粒细胞浸润,毛细血管管腔狭窄。

讨论题:
1. 请提出病理诊断并说出诊断依据。
2. 解释临床的高血压、水肿、少尿、血尿、蛋白尿的机制。
3. 该病的发生与扁桃体炎是什么关系?

病 例 讨 论 2

病人,男性,44 岁。患者因血压升高数年、间断性眼睑水肿 2 年、多尿和夜尿 2 个月、近 2 周尿量减少而住院。既往数年前经肾穿刺活检诊断为慢性肾炎。查体:慢性病容,颜面苍白,血压 200/130 mmHg;实验室检查:红细胞 2.0×10^{12}/L(200 万/mm^3),尿比重 1.010,尿蛋白(+),管型尿(+),血液非蛋白氮(NPN)214 mmol/L。入院后进行对症治疗,各种症状和体征不见好转,呼吸气有尿臊味,鼻尖及前臂皮肤出现一层白霜,于第 7 天出现嗜睡,心脏听诊可闻及心包摩擦音,第 9 天昏迷,第 11 天死亡。

尸检所见:主要病变在肾脏,左肾重 57 克,右肾重 50 克(正常单侧肾脏重量为 200~250 克),双肾体积明显缩小,表面呈细颗粒状,切面皮质萎缩变薄,纹理模糊,皮质和髓质界线不清。镜下观察见大多数肾小球萎缩、纤维化、玻璃样变,其所属肾小管亦萎缩消失;间质纤维组织增生伴有淋巴细胞浸润,残留的肾小球代偿肥大,肾小管扩张。

讨论题:
1. 请提出病理诊断并说明诊断依据。
2. 联系病理改变,解释病人临床症状和体征,如颜面苍白、尿的改变、呼吸气尿臊味、皮肤白霜、心包摩擦音等。
3. 病人的死亡原因是什么?

实验八 小结

1. **肾小球肾炎** 是一组以肾小球损害为主的变态反应性炎症，是由抗原—抗体反应引起免疫复合物形成和沉积，从而导致肾小球损伤发炎。临床表现主要为蛋白尿、血尿、水肿和高血压等。

（1）弥漫性毛细血管内增生性肾小球肾炎——该型肾炎主要为儿童发病，与链球菌感染有关，病变特点是肾小球毛细血管内皮细胞和系膜细胞增生，肉眼特征是大红肾和蚤咬肾，临床表现为急性肾炎综合征。

（2）弥漫性新月体性肾小球肾炎——该型肾炎主要为青壮年发病，病变特点是球囊脏层上皮细胞增生形成新月体，新月体挤压毛细血管并发生纤维化玻璃样变，使肾单位报废，故而病情发展迅速，临床表现为急进性肾炎综合征，预后不好。

（3）弥漫性膜性肾小球肾炎——该型肾炎病变特点是肾小球毛细血管基膜弥漫性显著增厚，而小球内增生和渗出不明显，故又称膜性肾炎，临床表现为典型的肾病综合征（三高一低）。

（4）弥漫性硬化性肾小球肾炎——是各种类型肾炎发展到晚期的共同病理类型，病变进行性发展，以大量肾小球纤维化、玻璃样变为特征，随着大量肾单位的报废而发生肾功能衰竭，最终导致尿毒症，临床表现为慢性肾炎综合征。

2. **肾盂肾炎** 是由细菌感染引起的化脓性炎症，病变主要累及肾盂和肾间质，多由尿路阻塞导致细菌上行性感染，女性患者多于男性。肾盂肾炎分为急性和慢性两种，急性肾盂肾炎表现为典型的化脓性炎症，在肾盂和肾间质出现大量中性粒细胞渗出，形成脓汁和脓肿，临床出现菌尿、脓尿、膀胱刺激症状；慢性肾盂肾炎病变以间质纤维化和慢性炎细胞浸润为主，急慢性炎症反复发作，不断地有纤维组织增生而形成大小不等的凹陷性瘢痕，最终导致大量正常肾脏组织的丧失而发生慢性肾功能不全和尿毒症。

实验 九
生殖系统和乳腺疾病

实习目标

1. 观察理解病理大体标本　宫颈癌、葡萄胎、绒毛膜上皮癌、乳腺癌、前列腺增生。
2. 观察理解病理组织图片　葡萄胎、绒毛膜上皮癌、乳腺癌。
3. 课堂绘图作业　正常胎盘绒毛和葡萄胎镜下。
4. 课堂病例讨论。
5. 课堂小结。

相关理论复习及实验

◆ 概述

　　女性生殖系统炎症是妇女常见病之一，主要有外阴炎、前庭大腺炎、阴道炎、子宫颈炎及盆腔炎等。

　　女性生殖器任何部分均可发生肿瘤，但以子宫和卵巢的肿瘤最为多见，阴道和输卵管肿瘤较少。而生殖器恶性肿瘤居妇女恶性肿瘤之首，在生殖器恶性肿瘤中，以子宫颈癌最为多见，卵巢恶性肿瘤和子宫内膜腺癌次之。

◆ **病因及发病机制**

宫颈癌的确切病因不明，但大量资料表明，早婚、早育、多育妇女，宫颈癌的发病率分别较其对照组为高，其中尤以早婚（18岁前）妇女宫颈癌的发病率更有显著提高。目前认为包皮积垢中的胆固醇经细菌作用后可转变为致癌物质。性生活过早、过频和多育是导致宫颈癌的重要诱因。

◆ **病理变化**

宫颈癌以鳞状上皮细胞癌为主，占 90%～95%，腺癌占 5%～10%。宫颈原位癌、早期浸润癌与浸润癌系指鳞状上皮细胞癌的不同病变，但鳞癌与腺癌在外观上无特殊差别，且两者均可发生在宫颈阴道部或颈管内。

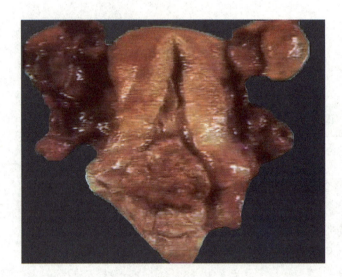 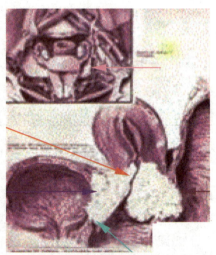

A B

图 9-1 宫颈鳞状细胞癌（squamous cell carcinoma of the cervix）

图 9-1A 是切除的子宫、宫颈、部分阴道，癌组织位于子宫颈部，向阴道内突入，表面菜花状；图 9-1B 是宫颈癌组织局部侵犯模式图，宫颈癌原发部位（红色箭头）向前侵犯穿破膀胱壁（紫色箭头），向后侵犯穿破直肠壁（深红色箭头），向下侵入阴道壁（绿箭头）；左上图示子宫旁淋巴结转移（粉色箭头）。

问 题：

宫颈癌的发病率如何？其发病和哪些因素相关？

答：子宫颈癌曾是女性最多发的恶性肿瘤，经过几十年的积极防治，目前仅次于乳腺癌，一般认为宫颈癌的发病与早婚，多产，性生活紊乱，子宫颈裂伤，包皮垢刺激，人乳头状瘤病毒 16、18、31 感染，吸烟等因素有关。

图 9-2 中由于绒毛水肿形成大小不等、壁薄、含清亮液体、成串的囊泡，状似葡萄，故名葡萄胎（水泡状胎块）。

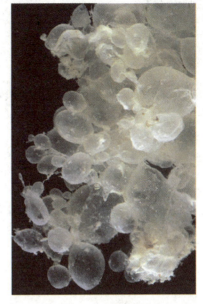

图 9-2 葡萄胎

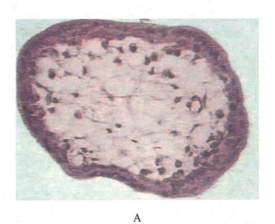
A

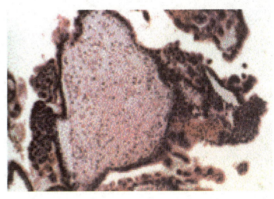
B

图 9-3 正常胎盘绒毛和葡萄胎组织学

图 9-3A 为正常的胎盘绒毛；图 9-3B 为葡萄胎镜下观，见绒毛间质水肿，血管消失，滋养层上皮细胞活跃增生。

问题：

葡萄胎的临床症状是什么？

答：由于水泡状胎块充满子宫腔，致使子宫明显增大，超过正常妊娠月份的子宫大小。多数病人停经后又发生不规则阴道流血或排除水泡状胎块。由于滋养层细胞高度增生，产生大量的绒毛膜促性腺激素（HCG），使血清和尿中 HCG 浓度大大高于正常相应月份的值。

课堂作业练习页

姓名：_____　　班级：_____　　学号：_____

课堂绘图作业：正常胎盘绒毛和葡萄胎镜下组织学↓

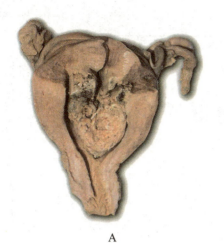
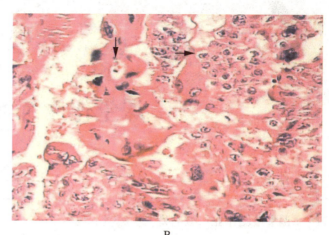

A   B

图 9-4　绒毛膜上皮癌（choriocarcinoma）

图 9-4A 示剪开的子宫，癌组织位于子宫底部，突入子宫腔，表面不平，暗红色，有出血坏死；图 9-4B 示镜下观察，肿瘤由高度增生的细胞滋养层细胞（→）和合体滋养层细胞（↓）构成，团片状排列，细胞异型性明显，不见血管及间质。

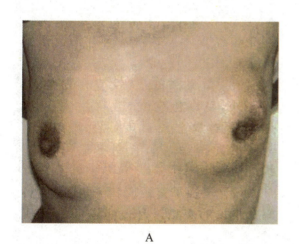
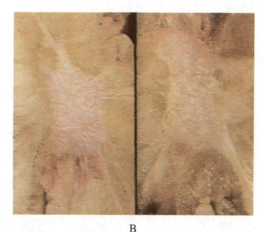

A   B

图 9-5　乳腺癌（carcinoma of breast）

图 9-5A 示肿瘤位于左侧乳腺外上象限，可见局部隆起，肿瘤已侵破皮肤，乳头下陷；图 9-5B 示切除的肿瘤切面，可见癌组织灰白色、硬韧、无包膜，向周围组织侵入，像螃蟹爪。

问题：

乳腺癌的发病率如何？其发病和哪些因素相关？

答：乳腺癌的发病率目前已跃居女性恶性肿瘤的第一位。其发病与雌激素水平增高、遗传（占患乳癌家族的 5%～10%）、环境等因素相关。

课堂作业练习页

姓名:_____ 班级:_____ 学号:_____

课堂绘图作业: 绒毛膜上皮癌镜下观察↓

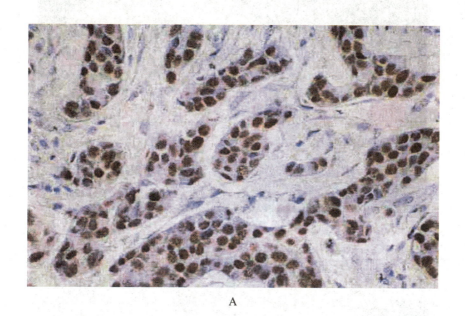

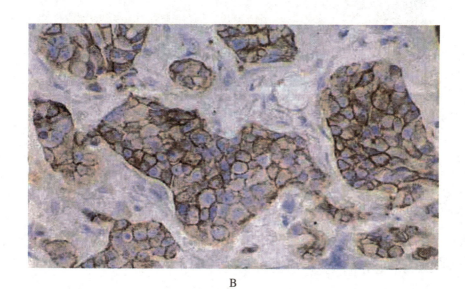

图 9-6　乳腺癌细胞雌激素受体（ER）和癌基因产物（C-erbB-2）免疫组织化学染色

图 9-6A 示雌激素受体存在于细胞核内，被染成橙色，说明该例乳腺肿瘤确实来源于正常乳腺细胞；图 9-6B 示癌基因产物 C-erbB-2 在细胞膜上表达，因而癌细胞膜被染成橙色，说明该细胞确实发生了基因突变。

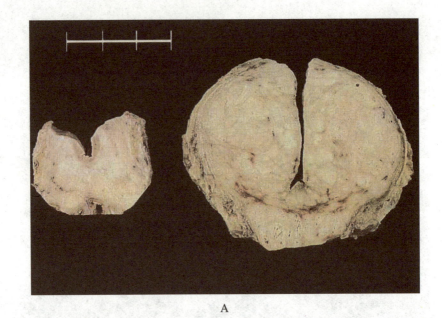

A

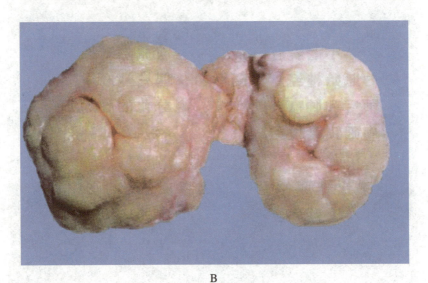

B

图 9-7　前列腺增生（hyperplasia of prostate）

图 9-7A 左侧是正常的前列腺，右侧是增生的前列腺，较正常大数倍，切面上可见灰白色不同大小的增生结节；图 9-7B 是切除的巨大增生结节。

问题：

前列腺增生的临床症状如何？后果怎样？

答：临床主要表现为尿道梗阻或尿流不畅，从而引起排尿困难和尿潴留。长期尿潴留则继发输尿管积水和肾盂积水，肾实质受压而萎缩，甚至导致肾功能衰竭和尿毒症。

病例讨论

病人，女性，39岁。某日淋浴时发现左乳房有一个肿块，无痛感。查体：左乳房外上象限皮肤凹陷，乳头下陷，其下方可触及约2.5厘米大小肿块，质硬，肿块边界不清，不易推动。左腋下触及肿大淋巴结。临床诊断乳腺癌。手术中做快速冷冻切片病理检查：肿块2.5厘米×2.5厘米×2厘米，灰白色，质地硬，与周围组织界限不清。镜下：癌细胞形成大小不等的腺样、巢状和条索状结构，细胞大小不等，异型性明显。左腋下淋巴结内可见与原发部位相同的癌细胞。

病理诊断：左乳腺浸润性导管癌（单纯癌）；左腋窝淋巴结转移。

讨论题：
1. 乳腺癌发生的相关因素有哪些？
2. 乳腺癌的扩散方式有哪些？

实验九 小结

1. **子宫颈癌** 是女性最多见的恶性肿瘤之一，组织学主要是鳞状细胞癌，根据癌细胞侵犯的部位和程度，分为原位癌、早期浸润癌及浸润癌。转移途径主要是直接蔓延和淋巴道转移。

2. **妊娠滋养层上皮细胞疾病** 包括葡萄胎、侵蚀性葡萄胎、绒毛膜上皮癌。葡萄胎又称水泡状胎块，主要是由胎盘绒毛高度水肿形成；侵蚀性葡萄胎是指葡萄胎组织侵入子宫肌层甚至子宫外，因其生物学行为似恶性肿瘤，故而又称恶性葡萄胎；绒毛膜上皮癌是一种恶性度很高的滋养层细胞来源的恶性肿瘤，病理组织学特征是滋养层细胞恶性增生。

3. **女性乳腺增生** 是一类良性的病变，常常是卵巢内分泌失调造成，其中囊性导管上皮增生者，容易发生癌变。

4. **乳腺癌** 是女性最多发的恶性肿瘤。根据细胞来源分为导管癌（癌细胞来自导管上皮）、小叶癌（癌细胞来自小叶内腺泡上皮）和其他类型癌。乳腺癌主要经淋巴道转移。

5. **前列腺增生** 又称前列腺肥大，是一种良性增生性病变；前列腺癌是男性生殖系统最多见的恶性肿瘤。

实验十 传染病

实习目标

1. 观察理解病理大体标本 原发综合征、急性粟粒性肺结核、局灶性肺结核、浸润型肺结核、纤维空洞性肺结核、干酪性肺炎、结核球、脑结核、肠伤寒、痢疾、流行性脑脊髓膜炎、流行性乙型脑炎。
2. 观察理解病理组织图片 结核结节、伤寒肉芽肿、痢疾、流行性脑脊髓膜炎、流行性乙型脑炎。
3. 课堂绘图作业。
4. 课堂病例讨论 病例讨论1、病例讨论2。
5. 课堂小结。

相关理论复习及实验

一、结核病

◆ 病因与发病机制

　　1. 病因

　　（1）结核杆菌：人型、牛型是人结核病的主要致病菌。

（2）传染源：结核病患者和带菌者。

（3）传播途径：主要经呼吸道，少数经消化道。

全球结核病疫情回升！目前全球有 2 000 万人患结核病，特别是超级耐药结核病，死亡率甚至大大高于艾滋病。

2. 发病机制

（1）结核杆菌第一次侵入人体——刺激 T 淋巴细胞致敏。

（2）结核杆菌再次遇上致敏的 T 淋巴细胞→致敏的淋巴细胞释放多种淋巴因子，包括巨噬细胞趋化因子、积聚因子、移动抑制因子等。

（3）巨噬细胞吞噬消灭结核杆菌的战斗——称为迟发型变态反应，引起局部组织细胞坏死和全身中毒的症状。

◆ **基本病理变化**

结核杆菌引起的炎症常呈慢性经过，属于慢性肉芽肿性炎症。

1. 渗出性病变 在结核性炎症早期或抵抗力低下、菌量多、毒力强或变态反应较强时，表现为浆液性或浆液纤维蛋白性炎，如肺结核、浆膜结核、脑膜结核等。

2. 增生为主的病变 菌量较少、毒力较低或人体免疫力较强时，则发生以增生为主，形成结核结节。

肉眼观：结节境界分明，约粟粒大小，呈灰白色或浅黄色。

镜下观：典型结核结节病灶中央常见干酪样坏死，周围有放射状排列的类上皮细胞和郎汉斯巨细胞、成纤维细胞、淋巴细胞（见图 10-1A、C）。

3. 坏死为主的病变 在结核杆菌数量大、毒力强、机体抵抗力低等情况下，病变组织发生干酪样坏死，肉眼观为浅黄色、均匀细腻、质地松脆似奶酪样，故称干酪性坏死（因为结核杆菌菌体含大量脂质）。镜下观坏死组织崩解呈一片红染无结构的颗粒状物（见图10-1B）。

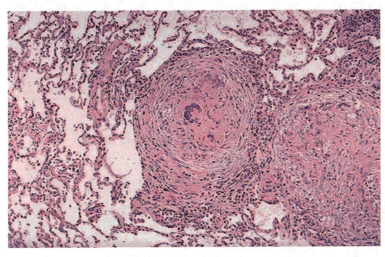

A

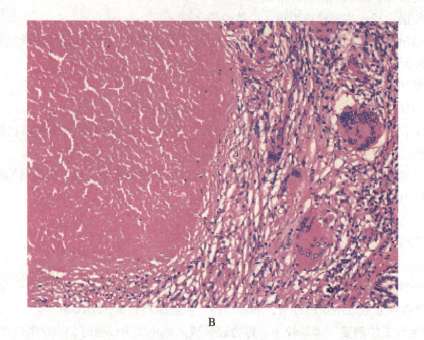

B

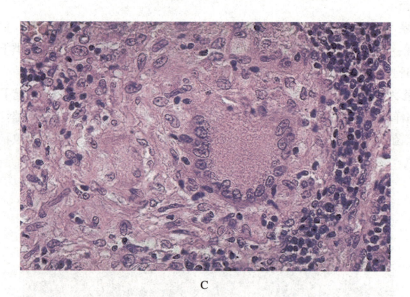

C

图 10-1　结核结节（tuberculosis nodular）

图 10-1A 为低倍镜下观，示 2 个肺结核结节，界限清楚；图 10-1B 示结节中央呈干酪样坏死（左侧粉染无结构物质），周围是类上皮细胞、郎汉斯多核巨细胞和周围的淋巴细胞；图 10-1C 为高倍镜下观，示结核结节内的类上皮细胞、郎汉斯多核巨细胞和周围的淋巴细胞。

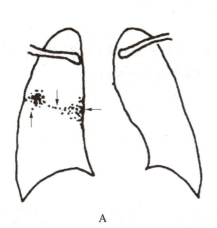
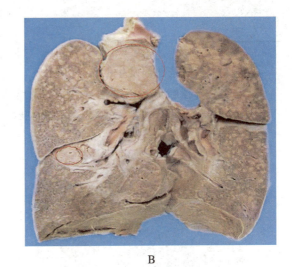

图 10-2　原发性肺结核——原发综合征

图 10-2A 为原发性肺结核——原发综合征模式图，原发灶在上肺下叶或下肺上叶，靠近胸膜处（↑）、淋巴管炎（↓）、肺门淋巴结结核（←），X 线观察呈所谓的"哑铃状"阴影；图 10-2B 为原发综合征大体标本，可见原发灶、肺门淋巴结结核。小红圈内是原发灶，大红圈内是肺门淋巴结结核。

问题：

什么是原发性肺结核？其病变特点有哪些？

答：机体初次感染结核杆菌而发病，多见于儿童，故称儿童型肺结核病。

病变特点：

（1）原发性病灶通常为一个，直径约 1 厘米，位于右肺上叶下部或下叶的上部靠近胸膜处，称局灶性肺结核。

（2）病变开始为渗出性病变，继之中央发生干酪样坏死，周围形成结核结节。

（3）结核杆菌很快侵入淋巴管，引起肺门淋巴结结核而使之肿大。原发病灶+淋巴管炎+肺门淋巴结结核称原发综合征。X 线示哑铃状阴影。

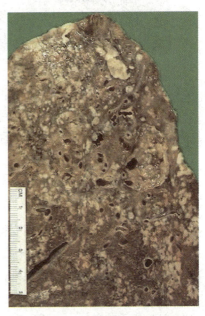

图 10-3 示肺组织切面散在的灰黄色粟粒大小的结核结节。

图 10-3　急性粟粒性肺结核

问题：

粟粒性肺结核是如何发生的？

答：是原发性肺结核血道播散引起的。常常是由于淋巴结结核病变侵犯肺动脉及其分支血管，结核菌进入血液，播散至肺组织而形成粟粒大小的病灶。

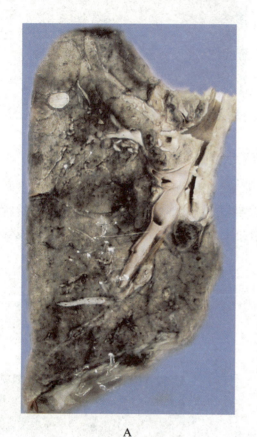
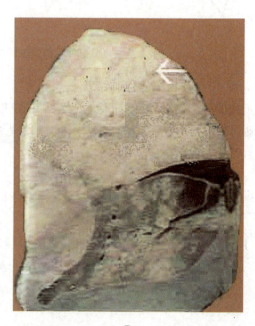

A　　　　　　　　　　　　　　B

图 10-4　继发性肺结核

图 10-4A 为局灶性肺结核，肺尖部可见灰白色局限性病灶；图 10-4B 为浸润性肺结核，肺尖部可见大片境界不清的结核性渗出性病变。

问题：

什么是继发性肺结核？其病变特点有哪些？

答：指机体再次感染结核杆菌后发生的肺结核病，多见于成人，又称成人型肺结核。
　　感染源可以是外源再感染，也可以是内源再感染。
病变特点：
（1）开始于肺尖；

(2) 免疫反应使病变局限化，防止结核杆菌沿淋巴道和血道播散。病变在肺内主要通过受累的支气管播散；
(3) 成人抵抗力强，反应剧烈，易发生干酪坏死，并形成结核结节；
(4) 病程较长，呈波浪式起伏，肺内病灶新旧不一。

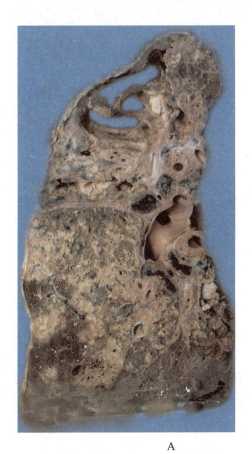 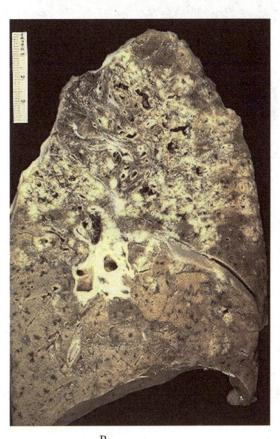

A B

图 10-5 纤维空洞性肺结核

图 10-5A 示肺尖可见多个厚壁空洞。图 10-5B 示肺上叶可见大片灰黄色干酪性坏死灶，互相融合，故称干酪性肺炎。

问题：

干酪性肺炎是如何发生的？后果怎样？

答：机体免疫力低、对结核杆菌变态反应增高时，由浸润型肺结核或纤维空洞型肺结核经支气管播散而成。由于病情急、中毒重，如果不能及时控制病情，病人可迅速死亡，中医称其为"奔马痨"，意即病人死亡像马奔跑那样快。

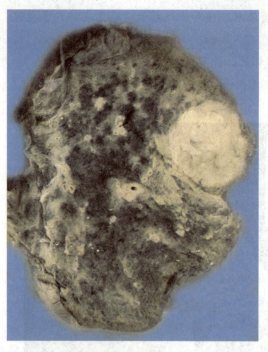

图 10-6 结核球

图 10-6 示结核球，又称结核瘤（tuberculoma），是孤立的有纤维包裹、境界分明的球形干酪样坏死灶，直径 2～5 厘米，相对静止，临床多无症状。

二、伤寒

◆ 概述

伤寒是由伤寒杆菌引起的一种急性传染病。病变的主要特点为全身单核-吞噬细胞系统增生，以回肠末端集合淋巴小结和孤立淋巴小结，以及肠系膜淋巴结发病最为明显，故有肠伤寒之称。

◆ 病因及发病机制

伤寒杆菌为革兰阴性杆菌，能产生强烈的致病内毒素。当伤寒杆菌进入消化道后，如果机体抵抗力或消化功能失调，细菌穿过肠壁侵入肠壁淋巴组织，然后蔓延至肠系膜淋巴结生长繁殖。当细菌及毒素再次进入血流则引起败血症，全身出现中毒症状和各器官病变。此时胆囊内的细菌再次进入回肠，使已经致敏的肠黏膜淋巴组织坏死脱落而形成溃疡。

◆ 病理变化

全身单核-吞噬细胞系统增生，增生的巨噬细胞体积增大并吞噬细菌、红细胞、淋巴细胞和坏死细胞碎片，这种巨噬细胞称为伤寒细胞，分多伤寒细胞集聚成结节，称伤寒小结或伤寒肉芽肿。肠道肉眼病变分 4 期，见图 10-7 及其说明。

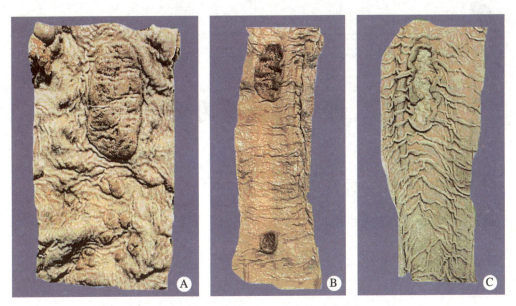

图 10-7 伤寒（typhoid fever）肠道病变

图 10-7 中 A 为伤寒髓样肿胀期，发病第一周，肠壁淋巴组织增生肿胀并突出黏膜表面，表面不平，状似脑回。B 为坏死期，发病第二周，表面黏膜发生坏死成灰黄色。C 为溃疡期，发病第三周，坏死物质溶解脱落形成溃疡，易发生穿孔。D 为愈合期（未配图片），发病第四周，溃疡底和溃疡边缘长出肉芽组织，填平溃疡，黏膜再生覆盖而愈合。

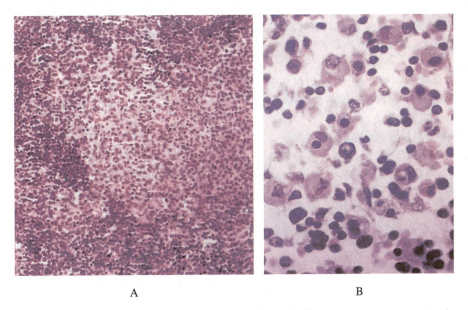

图 10-8 伤寒小结病理组织学

图 10-8A 为低倍镜看肉芽肿，中心是大量的单核-巨噬细胞增生，形成伤寒小结；图 10-8B 为高倍镜观察，可见伤寒细胞吞噬淋巴细胞（→）、红细胞（↓）。

课堂作业练习页

姓名：_____　　班级：_____　　学号：_____

课堂绘图作业： 伤寒肉芽肿↓

图 10-9 中 A 图为结肠黏膜表面附着一层灰黄色的膜状物质，呈糠皮样外观，称为假膜。

图 10-9 中 B 图为显微观察，假膜由纤维素（粉色丝状物）、炎细胞、坏死组织等构成。

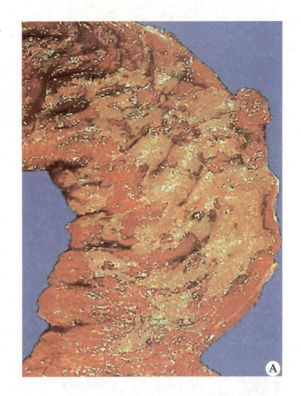

问题：

1. 临床上细菌性痢疾病人的主要症状是什么？

答：脓血便，里急后重。

2. 什么是里急后重？

答：由于炎症刺激直肠蠕动产生排便感，然而到了厕所又便不出来，如此反复进行，称里急后重。

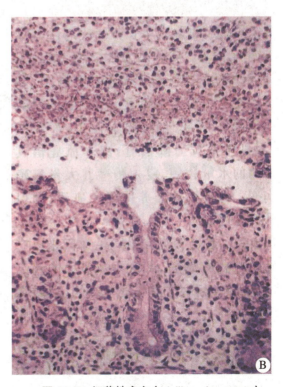

图 10-9 细菌性痢疾（bicillary dysentery）

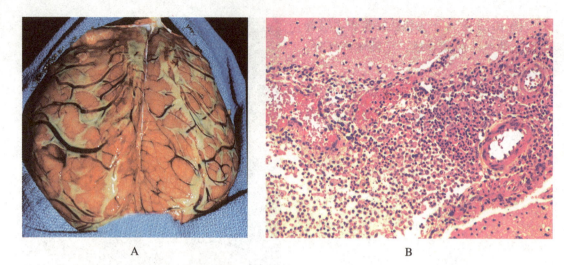

图 10-10 流行性脑脊髓膜炎（epidemic cerebrospinal meningitis）

图 10-10A 为大体标本，见脑膜表面有大量灰黄色脓性渗出物；图 10-10B 为镜下观察，渗出物主要为中性粒细胞，脑膜血管扩张、充血。

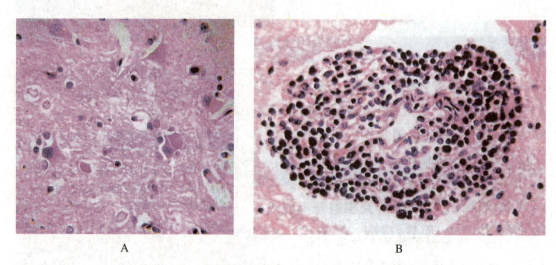

图 10-11 流行性乙型脑炎（epidemic encephalitis）

图 10-11 为流行性乙型脑炎显微镜观察，图 10-11A 为神经细胞变性改变，即神经细胞变性坏死，图中可见数个变性的神经细胞被胶质细胞围绕（卫星现象）和吞噬现象（噬节现象）；图 10-11B 示血管周围淋巴细胞浸润，称为套袖状浸润。

三、艾滋病

◆ 概述

艾滋病是由人类免疫缺陷病毒（human immunodeficiency virus，HIV）感染引起的一

课堂作业练习页

姓名：_____ 班级：_____ 学号：_____

课堂绘图作业： 流行性乙型脑炎，神经细胞的卫星现象、噬节现象，血管周围淋巴细胞套袖状浸润↓

种获得性免疫缺陷综合征（acquired immunodeficiency syndrome，AIDS）。AIDS潜伏期长，从病毒感染到出现症状要5年甚至更长时间，死亡率几乎100%。

◆ 发病机制

病毒由皮肤破口或黏膜进入人体血液，主要攻击破坏T辅助淋巴细胞，使之破裂、溶解、消失，由于T辅助淋巴细胞减少，致使细胞免疫功能缺陷，机体极易发生条件致病菌感染和多发性血管肉瘤。

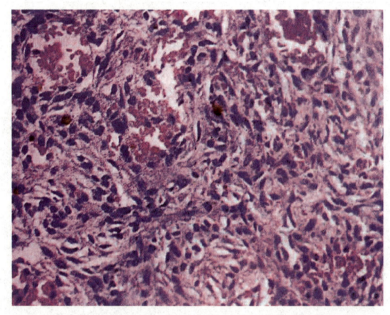

图 10-12 卡波西肉瘤（Kaposi sarcoma）

卡波西肉瘤起源于血管内皮，镜下见成片的大小不等梭形细胞构成血管腔隙。肿瘤细胞有异型性。艾滋病病人常伴发卡波西肉瘤。

病例讨论1

患儿，男性，10岁。呕吐、发热10天，入院前一周呼吸急促，精神委靡。入院时查体，体温38℃，脉搏100次/分，呼吸40次/分，面色潮红，结核菌素试验（+）。X线胸片示双肺弥漫粟粒大小结节，右上肺下部靠近胸膜处见一直径1.5厘米大的灰白圆形病灶，右肺门淋巴结阴影增大，两处病灶呈哑铃状阴影。

入院后经抗结核治疗，7天后突然呼吸急促、脉搏微弱，抢救无效死亡。

尸体解剖主要所见：双肺布满粟粒大小的灰黄色病灶，右肺上叶下部有一直径1.5厘米的原发病灶，灰黄色，切面可见干酪样坏死，肺门淋巴结肿大且互相融合。显微镜观察肺内和淋巴结病灶为感染性肉芽肿，结节中央是干酪性坏死，周围是大量的类上皮细胞，以及少量的朗汉斯巨细胞，外周积聚淋巴细胞和纤维细胞。

讨论题：
1. 请作出病理诊断并说明诊断依据。
2. 什么是原发性肺结核（原发综合征）？
3. 结核病的基本病变特点有哪些？

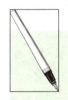

病 例 讨 论 2

病人，女性，28岁。近一年来经常发生原因不明的发热、腹泻，人渐消瘦。近一个月干咳、呼吸困难、胸痛来医院检查。查体：慢性病容，呼吸急促，全身淋巴结肿大。X线胸片示肺纹理增粗，胸腔有积液，右上肺有结节状阴影。CT检查见双肺上叶片状高密度影，右上肺病灶较大。行右肺上部活检，病理报告为卡氏肺囊虫性肺炎。血清HIV抗体阳性。既往病史调查：个人素来体健，无吸毒、献血及婚前婚后性乱经历。结婚2年，生一女，1岁，母乳喂养。调查其丈夫35岁，有反复"感冒"、间歇性腹泻及四肢和头部皮肤溃烂现象1年的历史，经检查发现其下肢小腿后皮下长一肿物，经活检病理诊断为卡波西肉瘤（Kaposi sarcoma）。该病人的丈夫从8年前即开始吸食海洛因，婚前有多个性伙伴，5年前曾与一吸毒女同居，该女子2年前死亡。对该病人的丈夫和女儿进行HIV抗体检查均为阳性。

诊断：艾滋病；
　　　继发性感染（卡式肺囊虫肺炎）；
　　　其丈夫为艾滋病中晚期，伴发皮肤脉管炎，卡波西肉瘤；
　　　其女儿为艾滋病病毒携带者。

讨论题：
1. 艾滋病的病因是什么？
2. 艾滋病的发病机制是什么？
3. 结合本病例描述艾滋病的传播途径有哪些？

实验十　小结

1. **结核病**　是由结核杆菌引起的一种慢性传染病，以肺结核最多见。肺结核分为原发性肺结核和继发性肺结核。结核结节具有诊断意义。

2. **伤寒病**　是由伤寒杆菌引起的一种急性传染病，主要特点为：全身单核-巨噬细胞系统增生的炎症，以回肠末端淋巴组织坏死溃疡为主要病变，伤寒小结具有诊断意义。

3. **细菌性痢疾**　是由痢疾杆菌引起的肠道传染病，主要病变为结肠黏膜纤维蛋白性炎，形成假膜，临床上可出现腹痛、腹泻、里急后重等症状。

4. **流行性脑脊髓膜炎**　是由脑膜炎奈瑟菌引起的脑脊髓膜的急性化脓性炎症，由于大量渗出，临床可出现颅内高压症状、脑膜刺激征和华-佛综合征。

5. **流行性乙型脑炎**　是由乙脑病毒引起的脑实质的变质性炎，表现为脑神经细胞变性坏死、胶质细胞增生、炎细胞浸润。

6. **艾滋病**　是由人类免疫缺陷病毒（human immunodeficiency virus，HIV）感染而引起的一种获得性免疫缺陷综合征（acquired immunodeficiency syndrome，AIDS）。发病机制是病毒进入人体破坏T辅助淋巴细胞，致使患病机体细胞免疫功能丧失（缺陷），从而易于发生条件致病菌感染和多发性血管肉瘤。

主要参考文献

西山保一. 大体病理学图谱（Atlas of Macropathology）. 东京：文光堂

饭岛宗一. 组织病理图谱（Atlas of Histopathology）. 东京：文光堂

崔秀娟，陈金宝，邱雪杉. 病理解剖学彩色图谱. 上海：上海科学技术出版社，2002

李玉林. 病理学. 第7版. 北京：人民卫生出版社，2008

任玉波，茅幼霞. 病理学. 第2版. 北京：科学出版社，2008

陈奕权. 组织学与胚胎学彩色图谱. 北京：人民卫生出版社，2003

安徽医科大学病理学教学课件. 2007

河南漯河高等医学专科学校病理学教学课件. 2007

中南大学医学院病理学教学课件. 2007

病理学园地网站. www.BingLiXue.com

图书在版编目(CIP)数据

新编病理学实验教程/张惠铭等主编. —上海：复旦大学出版社,2009.2(2019.12 重印)
ISBN 978-7-309-06362-2

Ⅰ. 新… Ⅱ. 张… Ⅲ. 病理学-实验-医学院校-教材 Ⅳ. R36-33

中国版本图书馆 CIP 数据核字(2008)第 172151 号

新编病理学实验教程
张惠铭　等 主编
责任编辑/肖　英

复旦大学出版社有限公司出版发行
上海市国权路 579 号　邮编：200433
网址：fupnet@fudanpress.com　http://www.fudanpress.com
门市零售：86-21-65642857　团体订购：86-21-65118853
外埠邮购：86-21-65109143　出版部电话：86-21-65642845
常熟市华顺印刷有限公司

开本 787 × 1092　1/16　印张 11.75　字数 271 千
2019 年 12 月第 1 版第 6 次印刷

ISBN 978-7-309-06362-2/R · 1053
定价：49.00 元

如有印装质量问题,请向复旦大学出版社有限公司出版部调换。
版权所有　侵权必究